천년을 앞서가는 새로운 패러다임

에너지 전송

V-spread

에너지 전송
V-spread

1판 1쇄 인쇄 2010년 8월 18일
1판 1쇄 발행 2010년 9월 1일

지은이_김선애
펴낸이_김용성
펴낸곳_갑을패
주소_서울시 동대문구 이문 2동 346-41 영일빌딩 2층(130-831)
전화_02-962-9154 | 팩스_02-962-9156
홈페이지_http//www.LnBpress.com | 전자우편_lawnbook@hanmail.net
출판등록_2003년 8월 19일

ISBN 978-89-91622-28-9   03510

책값은 뒤표지에 있습니다.

천년을 앞서가는 새로운 패러다임

에너지 전송

자연이 우리에게 선물한
신비한 황금열쇠

V-spread

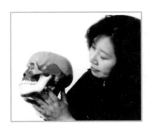

김선애 지음

갑을패

나는 어떻게 하면 독자들에게 에너지 전송의 실체를 사실적으로 보여줄 수 있을지를 고민했다. 그래서 책을 쓰는 일이 쉽지 않았다. 쓰고 지우고 다시 쓰기를 수없이 거듭했다. 무형의 에너지 전송기법을 하나의 실체로 만들어내는 일은 쉽지가 않았다. 이 책은 그런 노정 위에서 태어났다. 이해하기 쉽게 에세이 형식으로 특히 문답식 글쓰기를 통해서 궁금증에 대한 것을 명쾌하게 이해할 수 있도록 하였다.

에너지 전송에 대해 책에서 언급한 내용들이 결코 틀리지 않다고 확신한다. 나는 과장과 왜곡을 무엇보다 경계했다. 그래서 독자들에게 책을 읽은 다음 반드시 따라해보도록 당부했다. 경험(효과성의 확인)을 하게 되면, 반드시 거듭 재현성을 통해 이 책에 대한 독자들의 믿음이 더욱 깊어질 것임을 믿어 의심치 않는다.

에너지 전송은 단순한 테크닉이 아니다. 어떻게 보면 죽는 날까지 건강하고 행복한 삶을 살고자 하는 것이 우리 인간의 소망이며, 바람이다. 에너지 전송 테크닉의 원리는 어렵지만, 실제 적용 방법은 아주 쉽다. 발이 접질렸을 때, 코가 답답할 때, 두통이 있을 때, 치주염에, 눈이 뻐근할 때, 넘어져서 멍든 데 등등 어디에서든지 가볍게 따라 해보자. 그 효과는 아주 크다. 주위의 아픈 이웃들에게 사랑을 실천해보자. 간편하면서도 효과적이고 실용적인 기법이 에너지 전송 테크닉이다.

에너지 전송에 대해 충분히 이해하리라 생각한다. 책을 통해 독자 여러분이 스스로 깨닫게 될 것이기 때문이다. 나무향이 그윽히 배어나는 오솔길을 설렘 속에 걸으면서 숲의 진실을 터득해 가는 과정처럼 말이다. 이 책을 접한 모든 분들의 삶이 어제와는 사뭇 달라지게 되리라 믿는다. 모두 아름답고 행복한 날들이 되시기를 또한 바란다.

2010. 6. 26. 저자 김선애 배상

조화로운 삶을 위한 자연치료요법(自然治癒療法)

　몸이란 모임의 준말이다. 첫째 시간적으로의 몸은 부모의 모임
에서 이뤄진 것이며, 둘째 공간적으로의 몸은 딱딱한 뼈에 부드러
운 살이 감싸고 있는 것이다. 그렇기로 결과적으로 내 몸은 아버지
의 뼈를 빌고, 어머니의 살을 빌어 이뤄진 것이기 때문에 어미의 몸
속에 몸이 든 모양을 본 뜬 '신(身)'도 몸이요, 단단한 뼈에 부드러
운 살을 붙인 모양을 한 '체(體)'도 또한 몸이다.

　이런 까닭에 생명의 탄생 자체가 이미 음양의 모임이기 때문에
하나의 생명체가 건강하게 살아간다는 것도 또한 음양의 조화일 뿐
이라, 자연히 병이란 음양의 부조화이며, 나아가 죽음이란 곧 음양
의 분리라 이를 수밖에 없다. 비단 생명뿐만이 아니라, 천지간의 모
든 사물은 음양의 조화로 이뤄졌다가 음양의 분리로 사라지는 법이
기 때문에 "삶은 한 조각 구름의 일어남이요, 죽음은 한 조각 구름
의 흩어짐이라."(생야일편부운기, 사야일편부운멸 生也一片浮雲起
死也一片浮雲滅)는 말이 아주 적절하다.

　한편 "사람은 일단 땅을 딛고 살아가기 때문에 땅을 법 삼을 수
밖에 없고, 땅은 하늘 아래 있기로 하늘을 법 삼을 수밖에 없고, 무

형 무색무취한 하늘은 도를 법 삼을 수밖에 없으며, 나아가 도는 자연을 법 삼을 수밖에 없다."(인법지, 지법천, 천법도, 도법자연 人法地, 地法天, 天法道, 道法自然)라는 말씀 또한 만고불역의 금언인 것이다.

그렇다면 땅의 꽉 들어찬 '질(質)'과 하늘의 텅 빈 '기(氣)'가 서로 알맞게 작용하여 돌아가는 것이 곧 '도(道)'요, 이 도는 그 어떤 인위적인 의도에 따라 움직여지는 것이 아니라, 그야말로 스스로 마땅히 그렇게 되어 나갈만한 까닭 때문에 그러한 것이기 때문에 이것이 곧 '자연(自然)'이라는 것이다.

따라서 자연이 돌아가는 그 줄기를 자연스럽게 끌어다가 삶의 조화를 맞추어 나가자는 이른바 '자연치료요법(自然治癒療法)'은 특히 마음은 멀쩡한데 아는 듯 모르는 듯 몸이 일으킨 반란을 진압하는데 있어서도 좋은 방법일 뿐 아니라, 애당초 '심화기화(心和氣和)'를 통해 심신의 평화를 유지하는데 있어서도 가장 바람직한 방법일 따름이다.

일단 조화가 깨지지 않도록 조화롭게 살아가는 지혜가 가장 중요한 일이니 이것이 곧 '합자연(合自然)'하는 삶의 가장 큰 이상이요, 그 아래로는 자연을 즐기려는 삶의 바람직한 태도로서의 '락자연(樂自然)'이며, 그 다음으로는 되도록 자연에 순응하려는 삶의 노력으로서의 '순자연(順自然)'이 교만과 편견에서 벗어나 천지간의 한 미물이 지녀야 할 도리인 것이다.

옛 어른의 양생결에 "노여움이 심하면 자못 기(氣)를 상할 것이요, 잡다한 생각이 많으면 신을 크게 손상시킨다."(노심편상기 사다태손신怒甚偏傷氣 思多太損神)이라 하였다. 차가운 것은 물이요 뜨거운 것은 불인데 물불을 못 가리는 정도로 내 마음의 거울이 노여움의 파도를 타고 바깥 사물로 치달아 버린 일이 바로 성내는 일이라, 마음이 사물의 노예가 되어 안에서 밖으로 나갔다 하여 '노(怒)'라 하기도 하고 또는 '성(性)내다'라고도 하였다.

그러하니 몸의 주인공이 되어야 할 마음이 자주 외출해 버린 이들은 지체 없이 마음을 불러들이고, 기(氣)나 질(質)에 조화를 잃은 이들은 몸의 질서를 되찾아 자연스럽게 균형과 조화를 다시 이루어

야 한다. 전통 양생술의 한가지 지름길이 바로 두개천골계의 움직
임을 정상화하는 것이다. 이 점을 놓치지 말고 숙독 끝에 이 책속에
서 길을 찾아 나갈 것을 권한다.

2010년 庚炎節에

원광대 동양학대학원 교수 황 안 웅

　　우리 인체는 결국 물이다. 나는 물의 생명력을 믿는다. 물과 생명체의 진화과정은 매우 자연적인 것이며, 외부 에너지의 보충을 통해 물성이 유지된다. 사람은 하늘과 땅과 물의 상호작용을 통해서 질병의 고통과 만성적인 난치병으로부터 벗어나며, 다시금 건강을 회복할 수가 있다. 물에 대한 나의 지론은 숙명적이며, 평생의 연구 주제가 되었다. 신생아는 80~90%가 물이다. 또한 인체의 수분 함유량이 60% 이하가 되면 사람은 죽게 된다. 그런데, CST는 인체 내의 물의 흐름을 조절할 수 있는 유일한 에너지 치료방법이라 한다. 평소에 생각하던 물의 중요성을 인체 내에서 효과적으로 운용할 뿐만 아니라 조절도 가능하다고 한다. 병명도 알 수 없는 질병의 고통으로부터 해방과 뇌기능장애의 개선에 가장 적합한 방법이며, 일반인들이 쉽게 따라서 할 수 있는 생활요법이다.

　　평생 생화학자로서 말하건대, 에너지 전송기법은 간단명료하며, 생리적이고 생화학적이다. 무엇보다 인체의 흐름을 과학적으로 이해하고 있다. 두개천골계의 뇌조직, 뇌의 생리학적작용, 인체 각 기관의 기능과 작용, 각 부위의 상호작용관계 등 에너지 전송법은 이러한 모든 작용의 중심을 관통한다. 인체가 바로 생체발전기라는 생리적 작용과 정신의 집중을 통해 배가되는 에너지 전송의 효과는 탁월하다. 각종 질병의 치료효과와 잠재된 치유력에 대한 에너지 전송의 믿음은 분명히 놀라운 결과를 가져다 줄 것이다.

인체는 생화학적으로 약이나 주사보다 생명에너지를 통해 반응하는 경우가 더욱 많다. 나는 이러한 사실을 생화학자로서 믿는다. 이제 의학계에서도 이런 사실을 받아들일 때가 되었다. 에너지 전송은 정말 단순하면서도 놀랍고 신비로우며 과학적인 원리의 테크닉이다. 20여 년의 오랜 시간과 임상경험을 통해서 이룩한 이 결정체를 많은 분들에게 적극 추천하고 싶다. 내가 활동하고 있는 사단법인 세계 난치병예방운동 총연맹에도 큰 보탬이 될 것이라 믿는다. 김선애 부총재의 에너지 전송 출간을 진심으로 환영한다.

오 양 환 박사
(하버드대학교 의과대학 생화학과 교수
미국 생화학 및 분자생물학회 명예회원)

인체에 후유증을 남기지 않는 치료방법

"사람이 만일 온 천하를 얻고도 제 목숨을 잃으면 무엇이 유익하리요 사람이 무엇을 주고 제 목숨을 바꾸겠느냐." (마16:26)

오늘날 인류는 심각한 질병으로 허덕이고 있습니다. 병명을 알 수 없는 여러 가지 질병은 끊임없이 우리의 삶을 위협하고 있습니다. 그동안 이러한 질병 때문에 약물의 오남용은 매우 심각한 현실을 초래하고 있으며, 인간의 육체를 끊임없이 괴롭히는 성인병 등으로 인하여 의료비의 지출은 우리 모두의 생활을 어둡게 합니다.

이러한 건강 불확실성의 시대에 우리 모두에게 필요한 것은 예방의학의 생활화와 더불어 질병이 들었을 때도 인체에 후유증을 남기지 않는 치료방법이 요구되고 있습니다. 이에 부응하는 건강증진과 치료에 획기적인 방법이 있다면 두개천골요법과 V-spread 에너지 전송이라고 생각합니다.

신체 스스로가 신체를 치료하는 대체요법인 두개천골요법, V-spread 에너지 전송은 테크닉이 간편하고, 가벼운 터치로 통증이 없으며, 어떠한 후유증도 남기지 않는 대체요법의 백미입니다. 그동안 대체요법의 척박한 토양에 두개천골요법과 V-spread 에너지 전송을 국내에 소개하고 후학들을 양성하면서 활발한 활동을 벌이고 있는 김선애 원장의 저서는 이 시대에 꼭 필요한 건강서적이라고 의심치 않는 바입니다.

그동안 대학의 강단과 각종 세미나 및 현장에서 얻은 귀중한 경험들을 모아 한 권의 책으로 출판하여 V-spread 에너지 전송에 대한 궁금증을 풀게 하고, 독자들에게 새로운 시각으로 질병과 치료에 대한 화두를 던지며 저탄소 녹색크린 의학을 소개하고 발전시킨 데 대하여 강호제현에게 신선한 충격을 주고 있습니다.

이 책은 V-spread 에너지 전송으로 독자들에게 질병의 예방과 치료의 메커니즘을 알기 쉽고 상세히 밝혀주었으며, 더 나아가 통증제거와 건강유지에 대한 원리와 방법 및 실천방안을 제시해 줌으로써 큰 유익을 주고 있습니다.

이 책을 통하여 질병에 시달리는 사람들과 건강증진을 원하는 분들에게 새로운 차원에서 건강의 방향과 주춧돌이 될 것으로 믿으며 건강을 원하는 분들에게는 귀한 선물이 될 것을 확신합니다.

로마린다 대학교 부학장
자연치유학박사 / 철학박사 설영익

통섭(統攝)의 물결

"The microbe is nothing, the terrain is everything"

파스퇴르가 임종을 앞두고 한 말이다. "세균은 아무것도 아니었다. 질병은 생체환경에서 비롯된다."

나는 치과의사로서 22년을 진료해 오면서 이 말의 의미를 절실히 깨닫게 된다. 치과대학 시절에 배웠던 충치란 것은 양치질을 잘 하지 않고, 단 것을 많이 먹어서 생기는 질환이다. 스켈링을 정기적으로 하지 않으면 치석이 쌓이고 그래서 치주낭이 깊어지며 세균감염이 되어 치주질환이 유발되는 것이다. 올바른 양치습관에 대해 늘상 환자들에게 강조한 것도 같은 이유에서였다.

하지만, 지금껏 믿어왔던 이러한 지식은 임상경력이 쌓여갈수록 상식적으로 이해할 수가 없었다. 양치질을 잘 하는 환자임에도 충치나 잇몸질환이 심한 경우가 있는데 기존의 이론으로는 질환의 원인을 설명하기 어려운 것이다.

그렇다면, 환자의 질병에 대해 명확한 원인을 밝히지 못하는 경우가 과연 치과영역에만 해당할까? 어지럼증이 생기고 이명이 들려서 병원에 가면 반드시 약처방이 수반된다. 두통이 심해 이런저런 검사를 하면 진단결과는 신경성이라고 한다. 고혈압, 당뇨병, 암, 만성두통, 기타 이름조차도 생소한 온갖 희귀질환들, 이런 질환을 치료할 때 환자의 전신을 고려하지 않고 국소적인 접근에 의해 증상만 완화시키는 과오를 반복하고 있는 것은 아닐까?

　파스퇴르가 임종 무렵에서야 깨달은 것처럼 인체에서 발생하는 질병의 원인은 세균이 아니라 생체환경의 변화인 것이다. 나와 같은 의료업에 종사하는 이들조차 다소 황당하게 받아들일지 모르겠지만 나는 감히 말하고 싶다. 시간이 지나면서 모든 의료(치과, 내과, 피부과, 소아과, 산부인과, 신경외과, 신경정신과, 이비인후과, 안과 등등)는 한 점, 즉 생체환경의 조절로 통합될 것이며, 그 물결은 도도(滔滔)할 것이라고 말이다.

　또한 생체환경 조절의 중심에 CSF(뇌척수액)가 있고, 치과의사의 관점에서 보면 턱관절과 교합이 매우 중요한 위치를 차지하고 있다고 본다. 미국에서 공부하고 있는 나의 두 아들이 최근 방학을 맞아 국내에 들어왔다. 나는 평소에도 아이들을 자주 안아주고 쓰다듬어 주는 등 부모와 자녀의 스킨십을 중요하게 생각한다.

　요즘, 저녁마다 CST를 아이들에게 시행해주는데 그 반응이 매번 다채롭다. 급작스런 통증이 발생하였을 때에 V-spread 요법으로 7분만에 통증이 절감되는 것을 보며 마치 내가 손을 통해 부드러운 생명의 언어로 아이들과 대화를 나누고 있다는 착각이 들 정도이다.

　아이를 키우는 모든 부모들에게 CST를 추천해주고 싶다.

김포 부부치과 원장 이규환

V-spread 에너지 전송을 배우고 나서

　　지금은 새벽 2시 반.

　　예전 같으면 어린 아이들을 재우고서 같이 꿈나라로 갔을 시간인데 이렇게 글을 쓰고 있습니다. 김선애 선생님의 'V-spread 에너지전송' 요법의 도서 출판에 즈음하여 추천사를 권유받았을 때 확답을 드리지 못한 것에는 다소 망설임이 있었기 때문이었습니다. 제가 의료인으로서, 질병이라는 고통, 절망 속에서 방황하는 사람들에게 이 글이 상처가 될 수도 있지 않을까 해서였습니다. 하지만 이렇게 글을 쓸 수 있었던 것은 두개천골요법의 무한한 가능성을 보았기 때문입니다. 지금까지 치료가 난감하고 어려웠던, 그리고 애매한 질환들에 직접 적용하였습니다. 그렇게 난감하던 질환들이 즉각적으로 호전되는 반응을 보았기 때문입니다.

　　김선애 선생님을 만나기 전에 이미 수년전에 책을 통해서 CST 두개천골요법을 접했고, 중요한 것은 전문가로서의 촉진술이었습니다. 저의 두개골에 수시로(운전하면서나 화장실에서나) 촉진하면서 두개골의 기존 리듬(호흡, 맥박)을 배제해가면서 홀로 연구했습니다. 그 후 확신이 서지 않아서 결국 김선애 선생님을 찾게 되었습니다. 선생님을 통해 CST 전문교육을 제대로 받으면서, 환자분들이 오실 때마다 하루에 30~40분 정도씩 임상에 적용할 수 있는 것은 시간이 허락되는 대로 적용해 나갔습니다. 결국 호흡, 맥박과는 다른 리듬을 스스로 알게 되었습니다. 두개천골계의 움직임을 촉진 가능한 이후에는 내 손에서 환자의 몸이 변화해가는 것을 느끼기 시작했고, 이제 더욱 자신 있게 적용하고 있습니다. CST를 공부해보니 촉진술뿐만 아니라 알아야할 것들이 너무나도 많았습니다. 인체를 대뇌생리, 호르몬, 신경, 해부, 생리학적인 측면에서 종합적으로 다양하게 공부하게 된 것도 큰 수확입니다. 무엇보다 환자들을 진료하면서 제 나름대로의 치료의 기준을 정립할 수가 있었습니다. 환자분들도 입소문으로 점차 많아지고 있습니다. V-spread 에너지 전송요법을 환자에게 적용했을 때 그리 심하지 않은 동통들은 그 자리에서 소실되는 경우도 많았고, 만성퇴행성질환에도 완화되는 경우를 대부분 경험했을 뿐만 아니라 본인 역시 도움을 받았습니다. 저는 어느 날 갑자기 찾아온 풍치로 임플란트를 시술 받게 되었는데 한번 무너지기 시작한 잇몸은 걷잡을 수 없을 만큼 차례로 무너져 내려가, 결국 4년 동안 6개의 치아를 발치하고 인공치아 삽입수술을 받았습니다. 치아를 살려보려고 잇몸수술 뿐만 아니라 침구, 한약 복용등 제가 할 수 있는 방법은 다 썼지만 흔들리는 이는 결국 뺄 수밖에 없다는 결론이었습니다. 그런데 최근에 또 혀만 미세하게 움직여도 앞니가 떨리며 흔들리기 시작하여, 무의식적으로 배운 것을 복습이나 한다는 생각으로 운전 중에 'V-spread 에너지전송'요법을 30-40분 시행했는데, 흔들리는 치아의 통증이 가라앉기 시작하는 것을 느꼈고, 이후에도 계속 시술하면서 풍치도 치료될 수 있다는 믿음이 생겼습니다. 완전히 그 치아로 음식을 씹을 수는 없지만 견고해지는 느낌이 듭니다. 치료까지가 아니더라도 더 악화만 되지 않기를 바랐던 저로서는 기적같은 경험이나 다름이 없었습니다.

또한 서울에 계시는 저희 어머님께서 노환으로 인한 치매와 당뇨, 고혈압으로 인하여 지쳐 있습니다. 두개천골요법을 접하기 전에는 어머님의 표정과 말의 변화, 기억을 잃어가는 과정을 그저 어쩔 수 없는 노화의 진행 과정으로 받아들였습니다. 제가 전문의료인인데도 말입니다. 하지만 CST 교육 후 뭔가 해줄 수 있다는, 또한 해야만 한다는 간절한 마음에 주말에나 오라는 형님의 권유에도 불구하고 달려갔습니다. 시술하는 동안에 어머니께서 주무시면서 너무도 힘 있고 또렷하게 "주여... 물리쳐 주십시오!"라고 외치시더군요. 잠시 후 어머니를 흔들어 깨워 방금 무슨 말씀을 하셨냐고 여쭤봤더니 모른다고 하시며 자고 있었다고 대답하셨습니다. 우리가 어려서부터 아프면 어머님의 눈물과 함께 너무도 많이 들었던 말이 '주여, 병마를 물리쳐 주시옵소서...'였는데, 그 외침이 모든 기억을 점차 잃어가고 있지만 또 한편의 무의식 중에는 자식의 간절한 마음을 느끼시고 이젠 저의 손을 간절히 원하고 계심을 느낄 수 있었습니다. 앞으로 저는 어머님의 병마와 함께 싸워서 이길 것이고 편안히 눈 감으실 동안 함께한 기억들을 지켜드릴 생각입니다.

전문적으로 동양의학을 공부한 의료인으로서 '항상 인체를 유기체적 관점으로 바라보고, 부분만 보지 말고 전체를 보라'고 배워왔지만 임상 현장에서는 쉽지않은 부분이 많았습니다. CST 두개천골요법을 통해서 인체만큼 완벽한 것은 없다는 믿음을 다시 한번 확인하게 되었고, 그 동안 진료하면서 난치병, 만성 퇴행성 질환들에 무기력하기만 했던 저는 한 줄기 희망을 보게 되었습니다. CST 두개천골요법은 중추신경계를 직접 각성시키고, 두개-천골계의 율동적 리듬을 복원시킵니다. 그리고 인체 내 자연치유력이 극대화 될 수 있도록 조절만 해준다면 그 효과는 그 어떤 약물요법에도 견줄 수 없을 것입니다. 이것은 말 그대로 자연요법입니다. 더욱 정진하여 CST 두개천골요법이 더욱 보편화되도록 노력해야겠다는 생각을 가져봅니다.

'충분한 시간만 주어진다면 수많은 질병의 고통을 줄일 수 있을 텐데 ….'

이는 김선애 선생님께 CST 두개천골요법을 배우면서 제 머릿속에 되뇌었던 말이고, 꼭 그렇게 할 수 있을 것이라는 자신감이 저의 내면에서 용솟음칩니다.

질병의 고통으로 상처받은 분들을 제 손으로, CST 두개천골요법으로 위로해드리고 싶습니다.

1. CST 'V-spread'는 간단합니다.
   그저 가벼운 손으로 느끼면 됩니다.

2. CST 'V-spread'는 '자연치유력'입니다.
   증상 완화가 아니라 문제를 제거합니다.

3. CST 'V-spread'는 '기다림'입니다.
   '희망', '믿음', '사랑'입니다.

마지막으로 전문 의료인이라고 하나라도
더 많은 것을 배우게 배려해주신 김선애 선생님께 감사합니다.

경기도 양평군 청운 한의원 김 종 복 원장

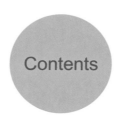

Contents

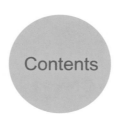

Contents

새롭게 밝혀지는 에너지 전송의 실체

에너지 전송은 21세기 새로운 패러다임이다. 이것은 의식과 생명뿐만 아니라 신체를 통합하는 것이다. 그래서 모습을 명쾌하게 드러내기가 어려운 것이다. 다만 전기적 생리학적인 방법으로 그 존재를 확인할 수는 있다. 미국 등에서 임상적 입증이 되는 것은 이를 반영한다.

세계적으로 행해지고 있는 '치료적 접촉'은 보이지 않는 에너지를 활용해 환자를 치료하는 방법이다. 에너지에 대한 정신적 이미지를 만든 다음, 손을 통해 환자에게 보내서 치료하는 것이다. 치료적 접촉을 통해서 환자의 혈액 속에 있는 헤모글로빈이 증가되었다는 임상연구도 있다. 에너지 전송기법은 이미 세계적 추세이지만, 우리의 의료현장에서는 초보단계에도 미치지 못한다. 이제 우리는 건강에 대하여 인식을 달리해야 한다. 건강이란 몸의 균형 상태이며, 마음과 신체가 상호의존하고 있다는 사실을 받아들여야 한다.

에너지 전송은 〈양자론〉의 저자 '데이비드 봄'의 말처럼, 부분에서 전체로, 보이는 것에서 보이지 않는 세계로의 개념이다. 이것이 바로 숨겨진 질서인 것이다. 에너지 전송은 일견 신비로운 테크닉이기 때문에 이처럼 숨겨진 질서라고 받아들이는 태도가 중요하다. '데이비드 봄'은 숨겨진 질서야말로 더욱 근본적으로 실재하는 것이라 하였는데 이것이 바로 에너지 전송의 실체라고 할 수 있다. 우주에는 무한대 에너지가 있지만 관찰이 불가능하다. 그러나 이 실재하는 에너지는 전체운동의 원동력이 되는 것이다. 공간은 허공이 아니라 에너지로 가득 차 있기 때문이다.

인체는 70%가 물로 구성되어 있다. 두개골이 물처럼 유연해질 때 질병으로부터 회복되는 것을 보면 이와 연관이 있음을 알 수 있다. 인체의 항상성은 두개골 내부 간뇌의 풀림으로 회복되기 시작한다. 이는 손끝의 예민한 감각으로 감지된다. 인간은 나이가 들어갈수록 인체에서 수분이 적어진다. 이는 나이가 들수록 몸은 칼슘화 된다는 것을 말해준다. 부목화되고 칼슘화된 몸이 부드럽게 풀리면 질병으로부터 탈피하는 것이나 다름없다.

뇌가 살아야 한다. 특히 두개골의 뇌척수액의 공급이 원만해야 한다. 뇌척수액의 생성과 배출이 적절히 유지되어야 한다. 뇌척수액은 뇌에 영양을 공급한다. 그리고 신선한 산소와 호르몬을 전달하고, 노폐물을 배출시킨다. 부드러운 이파리들에게 느끼는 생명력은 딱딱한 나무 밑둥의 죽음과 대조적이다.

물체는 에너지를 전자파의 형태로 방출한다. 또한 에너지를 전자파의 형태로 흡수하기도 한다. 물체는 분자와 원자로 구성되어 있어서 복잡한 전자운동에 의해 전자파가 나온다. 에너지 전송이라 함은 이러한 전자운동의 주고받는 형식을 의미한다. 에너지 전송 테크닉 도중에 느끼는 와블링현상이나 더운 열기, 미세한 전기에 감전되는 듯한 느낌 등은 피시술자의 몸으로부터 반응한 것이다.

지난 70년 대 중반, 텔레비전으로 생중계 되었던 유리겔라의 초능력 시범은 에너지 전송기법과 관계가 있다. 에너지를 집중해서 물체를 투시, 자신의 에너지와 물체의 원자 에너지의 공진, 마음에 염원하는 것의 이미지화, 물체의 에너지 흡수, 물체 내부의 원자배열 상태의 변화, 열의 발생과 염원의 실현 - 이것이 에너지 전송 테크닉이 실현되는 과정이다.

에너지의 주고받는 대상은 사람과 사람, 동물, 식물뿐만 아니라 금속물질 사이에서도 주고받기가 가능하다. 믿음과 확신, 강력한 집중력, 몰입, 이러한 것들이 에너지 전송을 가능하게 하는 요소들이다. 1%의 의심이 에너지 전송 테크닉의 효과를 저해할 수도 있다. 에너지 전송 테크닉에 빠질 때, 시술자와 피시술자의 에너지는 공조된다. 시술자와 피시술자의 뇌파 역시 같아진다. 시술자와 피시술자 내부에서 에너지의 흡수가 증폭되고, 열이 발생한다. 피시술자의 치유에 대한 염원은 시술자로부터 나오는 에너지를 통해 변화를 일으키고, 상호의식이 조화를 이루면 발열과 함께 치유가 일어나게 된다.

인간의 의식과 사고 역시 하나의 에너지다. 이러한 에너지는 어떤 방식으로든 물질화가 가능하다. 의식과 염원, 집중을 통해 에너지를 전파하고, 피시술자와 감응하여 치유에 이르는 물리적 현상은 공허한 얘기가 아닌 현실이 되었다. 시술자의 도움을 바탕으로 피시술자 스스로 항상성을 회복하려는 과정으로 받아들여질 수도 있다. 이것이 에너지 전송의 원리이며, 놀라운 비밀이다.

인간의 무의식 세계는 끊임없이 의식하지 못하는 것들을 알려주고자 한다. 무의식은 현실을 엿보게 하는 조력자이다. 우리가 현실을 보는 현상은 본능적으로 우리가 창조해 내는 현실이다. 우리는 스스로 우주를 만들어 내며, 현실을 만들어 내도록 명령 받는다. 무의식이 이렇게 스스로에게 명령하는 것이다.

현실은 어쩌면 모든 생명 활동의 총합일 것이다. 이러한 총합체에 의하여 현실이 창조된 것인지 모를 일이다. 그렇다면 인간 역시 만물의 총합체가 되기 이전에 우주의 에너지로 존재한 것이라고 생각한다. 우리 은하계 외부에 또 다른 미지의 세계가 존재하는가의 물음처럼 에너지 세계는 실체를 드러내지 않고서 호기심으로 가득차 있다. 〈회남자〉 천문훈 편에 우주생성에 관한 글이 있다. 혼돈의 상태에서 절대의 질서인 도(道)가 우주(宇宙)를 만들고 우주에서 기(氣)가 나왔으며, 기(氣)로부터 만물이 생성되었다는 것이다. 도(道)가 무엇인가를 이루고자 할 때, 기(氣)의 작용이 나타나며, 이것이 바로 기(氣) 에너지인 것이다. 에너지라는 것은 무엇인가에 작용하는 힘이며, 어떤 에너지 장(場)을 형성하게 된다. 각각의 에너지 장의 형태는 다를지라도 우주 전체적으로는 연결되어 있으므로, 상호 영향을 주고 받는다는 사실은 양자 물리학적 접근이라 할 것이다.

의식의 상호작용에 의해 현실이 만들어진다는 사람도 있다. 반면 두뇌가 의식을 만들어내는 것이 아니라 의식이 두뇌를 만들어 낸다는 사람도 있다. 따라서 의식이 물질을 만들고, 시간과 공간을 만들어 낸다는 주장도 절대적으로 반박하기 어렵다. 세상은 이렇게 신비롭고 대단한 비밀을 간직하고 있다.

나는 마음이 개입하여 질서를 만들어 낸다는 말을 전적으로 믿고 있다. 우리의 생각, 사고, 상상력도 강력한 정신 에너지이다. 우리의 현실을 마음이 움직여서 만들어내는 일도 그렇다면 가능한 법이다. 우주에서 일어나는 어마어마한 신비한 것들은 우리의 감각 영역 밖에 존재하고 있다. 우리가 감지하는 것은 단지 일부분에 지나지 않는다. 긍정적인 상상력(Imagination)이 기(氣)의 작용으로 나타나고, 치유력을 담은 에너지로 바뀌어 치유효과를 나타낸다.

우리는 엄청난 변화의 과정을 보지 못한 채 결과만 인식할 수도 있다. 그래서 옛날부터 이런 사실에 흥미를 가진 사람들은 우주의 견고한 너머의 세계를 들여다 볼 수 있는 능력을 키웠으며, 실제로 들여다 볼 수 있는 능력을 부여받은 사람들도 많이 있다. 내단기공, 명상, 요가, 참선, 영성수련의 대가들이 그들일지도 모른다. 스티븐 호킹 박사는 은하계 어딘가에 지구상에 존재하는 인류보다 더 진화한 인간 생명체가 존재할지도 모른다고 말했던 적이 있다.

어떤 연구 자료의 내용을 살펴보자. 인간이 보는 내용의 50%는 실제 눈으로 보여지는 정보에 근거한 내용이 아니라는 것이다. 50%의 변화는 실제 인간에게 세상은 이렇게 보여야 한다는 기대를 반영하고 있다고 했다. 따라서 눈이 시각기관이 아니라, 두뇌 혹은 마음이 시각기관이란 것도 가능한 셈이다.

인체의 에너지 장인 오라는 인체를 둘러싸고 있는 미묘한 에너지 장이다. 이는 생명 에너지라 명명할 수 있다. 이러한 에너지는 인체의 장(場)을 통해 흐르고 있는 것으로 알려져 있다. 인체의 에너지 장은 모든 사람들이 감지할 수 있는 것이 아니다. 특별한 능력을 지닌 사람만이 느낄 수가 있다. 태어날 때부터 이런 능력이 저절로 나타나는 것이 아니라, 어떤 시기에 자연스럽게 나타나는 경우도 있다. 대부분의 경우, 오랜 수련이나 수행을 통해 이러한 에너지를 볼 수 있는 능력을 받기도 한다.

인체에 특별한 에너지 중추가 있다는 것이 통설이다. 이러한 에너지 중추가 인체의 다양한 기관과 신경중추 등과 연결되어 있다고 한다. 이러한 에너지들은 밖의 에너지 장과 연결되어 있어서 특별한 능력을 지닌 자들의 눈에 에너지의 소용돌이가 보인다고 한다. 이것을 흔히 '차크라' 라는 용어로 부르기도 한다. 어떤 수행자는 한 여자의 에너지 장을 투시한 다음 그 여자의 자궁에 이상이 있음을 발견했다는 보고도 있다.

에너지의 색깔을 통해 질병의 유무와 정도를 구별하는 경우도 있었다. 검은색 가운데 흰 반점을 보는 경우, 암의 전이를 의미하는 보고도 있다. 이 경는 에너지의 색깔로 문제점을 찾아냈던 내 경험과 일치한다. 아직 11세밖에 되지 않던 소년은 마치 병든 노인처럼 뇌간 일부가 석회화되었고, 두개골의 후두부가 울퉁불퉁한 50대 주부는 치매 판정을 받았다. 또한 모 대학 교수 부인은 유방암이라는 소견을 받았다. 이들은 이전까지는 병원 소견으로 '원인 모를 질병'이라는 알레고리 속에 고통을 호소하다 소개로 나를 찾게 되었고, 후에 다시 병원 진단을 통해 병명이 확인된 사례이다. 뇌실이 막혀 혼수상태로 병원에 입원 중이던 40대 여성은 불과 2시간여 만에 V-spread 에너지 전송을 통해 눈을 뜨고 말을 했으며 걸을 수가 있었다. 당시 함께 있던 사람들이 모두 놀랐으며, 후에도 비슷한 경험이 있었다. 희귀병에 시달리던 9세 된 소년이 시각장애 진단을 받고 부모와 함께 나를 찾아왔는데, V-spread 에너지 전송을 시도한지 2시간 만에 눈을 뜬 것이다. 나를 쳐다보며 환하게 웃던 소년의 모습은 결코 잊을 수 없을 것이다.

나쁜 음식을 먹으면 오라의 색깔에 손상을 입힌다고 한다. 처방약의 복용 또한 에너지 장에 나쁜 색깔을 형성되게 하며, 방사성 염색약 등도 마찬가지이다. 특히 이러한 염색약의 흔적이 오라에 10여 년 이상 남아 있는 흔적을 발견한 사실도 보고되고 있다.

오라뿐만 아니라 그 에너지를 조정하는데 에너지 전송이 매우 깊은 관련이 있다는 것을 믿고 있다. 시간과 공간을 통해 치유에너지를 발생할 수 있다. 동시에 모든 장소에 치유 에너지는 잠재하고 있다. 멀리 떨어져 있는 사람의 오라를 읽을 수 있음은 이를 증명하는 것이다. 어떤 사람은 전화통화를 하면서 상대방 오라의 현상을 읽을 수도 있다고 한다. 피시술자에게 양 손을 접촉하고 있을 때, 손가락과 손바닥, 그리고 온몸으로 전해지는 미세한 감각의 정도는 다양한 느낌으로 나타나게 된다. 어지러운 색깔로부터 복잡한 빛, 복잡한 이미지, 두드러진 형체, 뿌우연 연기 같은 모양들, 세포가 분열되는 듯한 느낌들, 연꽃이 피어나는 듯, 갑자기 어떤 장면이 떠오르기도 하고, 어떤 사람들이 나타나서 도와 주기도 하고…….

　이러한 미묘한 느낌들은 집중력과 수많은 경험, 통찰력으로 알 수가 있다. 나는 두개천골요법과 에너지 전송을 하면서 이러한 다양한 느낌들을 매일 경험하고 있는 사람이다. 이는 결코 거짓이 아니요, 착각도 아니다. 절대적으로 확실한 경험을 통해서 말하는 것이다. 인체에 존재하는 에너지와 인체의 주위에 존재하는 엄청난 양의 에너지가 있다는 것은 확연한 사실이다(시술자의 과정은 비록 주관적이지만, 피시술자에게는 객관적 결과를 가져다 준다). 마음의 형태가 바뀌면 실제 작용도 변한다: 에너지 전송은 불가능을 가능하게 만드는 것이다. 한마디로 치료 에너지 장을 형성하게 되는 것이다. 에너지 전송을 하는 시간 동안 마음의 평정을 유지하고 무념무상의 무심의 경지에 이르렀을 때에, 극적인 치유효과를 얻을 수가 있다.

　인체의 에너지는 다만 물리적인 전기적 성질보다 훨씬 복잡하다. 아직 인체의 에너지에 대한 모든 것들이 발견되지 않은 채로 존재하고 있다고 본다. 그렇기 때문에 상상을 초월한 놀라운 일들이 우리 주위에서 일어나는 것이다. 우리는 다만 이러한 긍정적인 믿음을 가지고 치유의 극대화를 이뤄내면 되는 것이다. 생명 에너지 장(場)의 활용법을 배우기 바란다.

　에너지 전송을 통해 우리는 다양한 신비한 경험들을 얻을 수가 있다. 우리의 믿음이 강력할수록 우리가 느끼게 되는 신비한 경험들 또한 다양하며 강력할 것이라고 믿는다. 에너지 전송은 물질 에너지와 정신 에너지의 복합적 산물로 놀라운 결과들을 만들어 내는 것이라 할 수 있다.

내가 깨달은 에너지 전송의 비밀은 마음을 하나로 집중시키고, 피시술자가 고통스러운 통증으로부터 해방되기를 바라는 간절한 염원과 우주에 가득한 무한한 사랑을 쏟아 붓는 것이다.

V-spread

에너지 전송 이야기

에너지 전송을 시작하며

　어느 토요일 오후, 오랜만에 제자로부터 메일 한 통을 받았다. 지난해부터 열정적으로 공부하고 있는 재인은 메일에 '놀라운 경험'이란 제목을 붙여 간단한 내용을 보내왔다. '선생님, 감사합니다.' 이렇게 시작하여 직접 경험한 내용이 간략하게 적혀 있었다. 그리고 수업이 끝나는대로 전화를 하겠다는 내용이었다.

　메일을 확인한 후, 잔잔한 감동을 받았다. 그 메일은 어떤 선물보다도 나를 기쁘게 만들었다. 재인의 닫힌 마음이 이제서야 세상을 향해 열렸구나, 나는 이렇게 중얼거렸다.

　저녁 무렵, 노을이 창가에 어른거릴 때 재인의 전화를 받았다. 목소리가 약간 흥분된 나머지 마치 다급한 숙제를 펼쳐놓은 듯 했다.

　"선생님, 빨리 만나고 싶은데요."

　"그래, 나도 보고 싶단다."

　다음날 점심을 먹기로 약속했다. 재인의 모습은 활기찼다. 어기적거리며, 느즈러진 모습은 없어지고, 생기가 넘쳐났다. 두통으로 얼룩졌던 얼굴은 활짝 펴져 있었다. 재인의 피곤기는 그해 여름 담벼락 아래서 출렁이던 담쟁이덩굴의 잔영처럼 자취를 감추었다.

　"지치고 힘들었던 피부가 맑아지는구나."

　"고맙습니다. 어머니도 함께 놀라고 있어요."

　재인이 활짝 웃어 보였다. 그의 지난 날의 행동들이 눈에 어른거렸다. 과격하고 반항적인 데다, 눈밑이 검게 그슬린 듯이 어두운 표정, 세상에 반항하듯이 솟아오른 커다란 시뻘건 여드름 자국들… 그런 표정들이 말끔히 사라진 모습이 싱싱해 보였다.

　"네가 이렇게 변하게 된 것을 축하한다."

"고마워요. 하지만 선생님을 100% 믿지 않았던 날들이 후회가 됩니다."

"그럴 필요 없어. 사람들은 누구나 다른 사람을 100% 믿기는 어렵거든. 이제 확신을 가지고 이렇게 웃는 모습으로 나를 만났다는 것이 중요해."

"정말 놀라워요. 내게 이런 놀라운 변화가 있게 될 줄 몰랐어요. 선생님, 한 달 전까지 절뚝거리던 제 다리 생각나지요?"

축구를 하다 다친 다리를 1년이 넘도록 절뚝거리던 재인의 모습을 떠올리지 못한 것은 재인의 표정이 너무 환하게 변한 까닭일 것이다.

"항상 선생님의 에너지가 넘치던 모습을 이제 이해할 수 있을 것 같아요."

"그래, 나는 항상 에너지가 넘치는 날들을 살고 있지. 이제 너도 그런 세상을 살게 되리라는 생각이 드는구나. 누군가를 이해할 수 있다는 것은 충분히 넘치는 에너지를 지니고 있다는 증거인 셈이니까."

"이제는 머리도 아프지 않고 이렇게 다리도 나았어요. 전보다 학교수업이 재밌습니다. 지금보다 더 좋을 수는 없을 겁니다."

말하면서도 즐거운 표정을 지었다. 그의 말은 믿음직스럽게 들렸다. 재인을 만날 때마다 들려준 에너지 전송에 관한 이야기가 헛되지 않았음을 그의 음성에서 확신할 수 있었다. 그는 요즘 최상의 컨디션인 것이 분명했다.

"그래, 고맙구나. 너의 미래는 분명히 성공한 미래가 될 거야. 내가 장담하지."

"그런데 선생님, 궁금한 것이 있어요."

"전에 제가 짜증나면 나 자신은 물론이고 주위 사람들을 힘들게 했던 거 기억하시죠? 그때는 정말 자신을 통제하기 어려웠어요. 그런데 겨우 한 달 만에 이렇게 차분해질 수 있는 것이 에너지 전송 때문인가요?"

나는 고개를 끄덕여주었다. 하나의 변화와 시도는 반드시 그 이상의 결과를 가져다 주는 것을 나는 믿었다. 특히 에너지 전송이 가져다 주는 결과란 상상할 수가 없을 정도라고 생각했다.

"그렇지. 배운 것을 의심하지 않는 자세 또한 훌륭한 배움이지. 더욱이 너처럼 이렇게 놀라운 변화가 생긴 경우에는 말이다. 나는 네가 다른 사람들과 이러한 믿음을 공유하기를 바란단다."

"물론이죠. 벌써 힘이 솟는 것 같아요. 지긋지긋하던 두통이 사라지니 세상이 이렇게 아름다울 수가 없어요. 운동장에서 달리는 것을 목격한 과친구는 내 말을 듣더니 어서 빨리 선생님을 뵙게 해달라고 안달이예요."

"그게 정말이니? 놀랍구나. 근데 네가 어떻게 에너지 전송을 해볼 생각을 했던 거니?"

"머리가 아파 왼쪽 어깨까지 통증이 느껴질 정도였어요. 솔직히 처음에는 선생님의 말씀을 믿지 않았어요. 너무 아프니까 그냥 한번 해보았을 뿐이죠. 한 손은 머리에, 다른 손은 무릎 쪽에 닿았어요. 어설프지만 에너지 전송 자세를 혼자서 하게 되었죠. 그런데 처음에는 무덤덤한 느낌이었어요. 통증이 심할 때마다 한 번 시도해 보았는데 차츰 통증이 옅어지고 마침내 말끔히 개었어요. 보통 시간은 7분 정도 걸렸어요. 주위 사람들에게 어떻게 설명해야 할까요? 그동안 엄살을 부렸다고 하는 과친구가 있을 정도니까요."

그의 답답한 심정을 이해할 수 있었다. 에너지 전송은 믿음이 절대적으로 필요한 테크닉이기 때문이다. 내가 충분한 믿음을 주지 않았던 것에 대해 오히려 미안한 마음이 들었다. 믿음이 절대적으로 필요한 법이라는 것을 더욱 확신하는 계기가 되었다.

이튿날, 재인을 다시 만났다. 몹시 들뜬 모습으로 유미라는 여자친구까지 데리고 찾아왔다. 에너지 전송 테크닉을 구체적으로 배우고 싶다고 했다. 나는 곧바로 테크닉을 가르쳐주지 않았다. 무엇보다 태도와 자세가 중요했기 때문이다. 나는 이들이 원하는 테크닉을 보여주기 전에 이렇게 물었다.

"너희들은 눈에 보이지 않는 것을 믿을 준비가 되어 있니?"

"네" 하고 대답했다.

"모든 일에 긍정적인 태도를 가질 준비가 되어 있니?"

"약속할게요."

"너희가 들은 이야기를 다른 사람들에게도 전해주도록 하여라. 지금부터 들려주는 이야기는 사랑이며 경험이야. 시간 싸움이고 기다리는 게임이란다. 세상에서 가장 아름다운 이야기며, 소중한 실천이란다."

나는 21세기 새로운 패러다임 에너지 전송에 대해 설명하기 시작했다. 재인은 드라마틱한 경험적 이야기를 들으며 수첩을 꺼내 메모하기 시작했다. 신기한 체험을 통해 변화를 느끼고

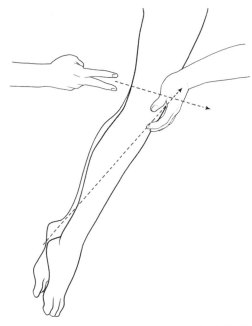

◀무릎에 통증이 올 때
계단 오르기가 힘들 때
뇌 기능 저하

서부터 일상의 모든 것이 완전히 달라졌다. 나는 에너지 전송, V-spread에 대해 얘기하며 놀라운 경험들을 들려주었다. 물이 100℃에서 끓는 것처럼 에너지 전송은 반드시 반응을 가져온다. 그러나 물이 끓는 점까지 기다려야만 한다. 사람마다 몸의 상태가 다르므로, 경우에 따라서는 많은 시간을 필요로 한다는 뜻이다.

1

나는 인체는 전기적 에너지를 발산한다는 점을 천천히 설명했다. 손가락에 걸린 커플링이 반짝거리면서, 재인의 눈빛 역시 반짝거렸다. 나의 말을 들으면서 메모하는 것을 잊지 않았다. 나는 중요한 점에 대해 말을 할 때 나도 모르게 힘이 잔뜩 들어가는 것을 느꼈다.

"인간이 감정을 갖고 있다는 것은 이해할 수 있겠지?"

"당연한 얘기죠. 인간뿐만 아니라 돌고래 같은 동물도 감정을 지니고 있잖아요. 일본의 어떤 학자는 식물도 감정을 지닌다고 말하던데요."

"훌륭한 경험적 상상력이야. 그런 말들을 믿으면 되는 거야. 에너지 전송에서 중요한 것은 감정을 발산하듯이 우리의 몸에서 전기적 에너지를 발산한다는 점이지."

"선생님, 그러니까 인체가 결국 발전기 역할을 한다는 말씀이시죠?"

재인의 상상력은 뜻밖에 뛰어났다. 내가 말을 하려던 것을 먼저 생각하고 있었다.

"그렇단다. 너의 상상력이 뛰어나구나. 인체는 전지요, 발전기며, 축전기와 같은 기능을 한다는 말이지."

"그렇다면 두 사람의 피부가 접촉할 때 전기가 통하겠네요?"

"물론 그렇다고 볼 수 있지. 그런데 중요한 것은 피부가 접촉할 때 서로의 피부는 저항하지 않고 오히려 전도성에 의해 하나로 통합된다는 것이지."

재인은 고개를 끄덕였다. 시술자의 피부는 자신이 본래 전기를 가지고 있으므로 외부적 환경이 발산하는 전기적 장애로부터 영향 받는다. 따라서 도체의 역할을 하고 있다고 볼 수 있는 것이다.

"에너지 전송 테크닉을 조금이나마 이해할 수 있을 것 같아요."

"그래, 자랑스럽구나. 얘기를 듣고 메모하며 상상을 늘어놓는다는 것이 좋은 걸."

"그럼, 제가 에너지 전송을 시도할 때의 자세는 브이(V) 모양의 손을 통해 가볍게 접촉하는데, 에너지가 전달된 건가요?"

재인은 에너지 전송이 매우 흥미롭다는 표정이었다.

"그렇단다. 손을 통한 치료 에너지의 전송으로 한 사람의 손을 통해 상호간에 치유의 에너지 장(場)이 형성되고, 자신은 물론 다른 사람의 신체로 치료적 에너지가 전송된다는 말이지. 점차 너도 브레인 디자인을 할 수 있게 될거야."

"와, 재밌고 대단한 원리네요. 제가 스스로에게 치료 에너지를 보낸 일이 믿기지 않아요. 근데 분명 통증이 사라졌으니까 치료 에너지가 제 손에서 통증 부위로 이동했다는 거군요."

나는 고개를 끄덕였다. 무엇보다 열의를 가지고 질문을 던져오는 태도가 나를 기쁘게 만들었다. 이렇게 에너지 전송을 누군가에게 설명해 주는 일이 나로선 행복한 일이 아닐 수가 없었다. 치료뿐만 아니라 마음의 행복을 주는 것이 에너지 전송이 아닌가? 우리 주위에는 무수히 많은 에너지가 존재한다. 주위에 넘치도록 존재하는 전자의 움직임은 곧 에너지와 같은 것이다. 그것을 활용하는 방법이 바로 에너지 전송이다.

"에너지 전송시 반드시 주의할 점이 있어."

"그게 뭐예요, 선생님? 어서 얘기해 주세요. 궁금해 죽겠는걸요."

"아, 에너지 전송에 대한 열정처럼 다른 일에도 적극적이면 모든 일들이 다 잘 될거야……."

"이제 차차 그렇게 되겠지요. 어서 얘기해 주세요. 주의할 점이 무엇인지 아직 말씀해 주시지 않았잖아요?"

"특별한 경우를 제외하고는 두개골(뇌를 싸고 있는 22개의 머리뼈)의 반대쪽에서 시도해야 한다는 점이지. 그러니까 이렇게 권총을 반대쪽에서 쏘는 자세를 취하면 되는 것이야. 에너지의 방향성을 주는 것이라고 생각하면 돼."

나는 '눈을 향한 에너지 전송 테크닉' 자세를 직접 보여주었다. 재인은 손가

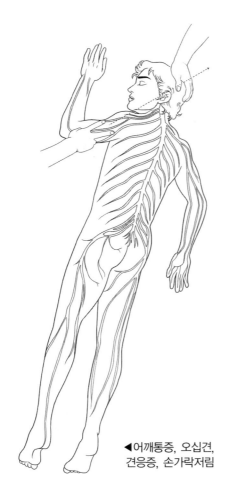

▶어깨통증, 오십견,
견응증, 손가락저림

락으로 브이를 만들고 권총을 쏘는 것처럼 눈을 향해 브이를 쏘는 그림을 간략하게 스케치하고 있었다.

나는 어떤 경우를 가정하여 다시 설명해 주었다.

"가령 모기에 물려 단단한 혹이 생겼다고 하자."

"네, 잠깐만요. 일단 모기를 제가 그릴게요."

"참 취미도 독특하구나. 모기를 그릴 것이 아니고 모기에 물린 어깨를 그리면 더욱 좋지 않겠니?"

"아, 그렇군요. 그럼, 어깨를 그린 다음 거기에 모기를 올려 놓으면 더욱 좋겠죠?"

서로 동시에 웃었다. 나는 얘기를 계속했다.

"자, 보렴. 이렇게 한쪽 손을 어깨의 혹 부위에 대고 다른 손은 두정부에 손을 얹고 어깨를 총알로 관통시킨다는 상상을 하며 에너지 전송을 시도하면 되는 거란다."

"효과는 직접적으로 나타날까요?"

"물론이란다. 빠르게는 15초, 늦는다 해도 5~10분 정도면 단단한 혹이 풀릴 거라고 생각해. 내가 아는 어떤 분은 모기에 물려 6개월 넘도록 단단한 혹이

등쪽에 생겼는데 에너지 전
송 단 두 차례만에 혹이 감쪽
같이 사라졌지 뭐니?"

"와, 정말 놀라운데요. 저
도 어서 에너지 전송 테크닉
을 시도해 보고 싶어요. 유미
뿐만 아니라 주위에 문제를
가지고 있는 사람들이 많이
있거든요."

"그래, 백 번 듣는 일보다
한 번 시도해서 직접 경험한
것이 훨씬 믿음이 가니까. 그
나저나 네가 장차 훌륭한 사
람이 되려면 지금 보다 좀 더
노력해야 하는 거 알고 있
지?"

"물론이죠. 이제 누군가를
위해 일하는 보람을 느낄 것

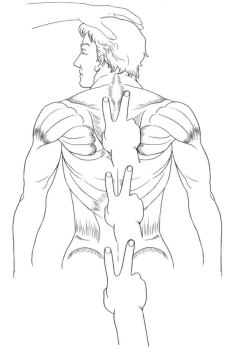

◀척추근육과긴장, 허리 통증, 등, 목

도 같아요. 에너지 전송 역시 일종의 봉사라고 볼 수 있겠어요."

"남을 위해 아픔과 통증을 줄여주고 문제를 해결해 주는 일이니까 봉사라는
말은 당연한 것이지."

나는 에너지 전송 테크닉이 유용하게 적용될 수 있는 분야를 간략히 정리해
주었다. 타박상이나 화상(火傷), 베이거나 삐끗한 부위, 감염 부위나 피부의 혹
등에 특히 효과가 탁월하다. 상처에 직접 에너지 전송을 시도하면, 치유 효과
가 빨리 나타나는 것을 볼 수 있다. 심한 통증의 경우, 브이를 쏘아주면 통증

이 완화되며, 눈에 생기는 다래끼나 모기에 물려 부어오른 데, 보톡스에 의해 불거진 데에 역시 탁월한 효과가 있다.

이물질이 달라붙어 피부가 단단하게 굳어있는 경우, 에너지 전송을 시도하면 뜨거운 열감 때문에 이물질이 저절로 용해되어 달아나는 놀라운 일을 목격할 수 있다. 에너지 전송은 통증의 부위, 문제 발생 부위 등에 브이를 쏘는 즉시 거의 모든 질병이나 문제에 있어서 호전반응을 보여주고 있다. 에너지 전송 방법이 널리 알려져야 하는 이유는 여기에 있다. 너무나 간단한 방법으로 신체상의 불편함을 해소할 수 있다. 에너지 소통의 흐름을 원활하게 하는 것이다.

에너지 전송 테크닉을 통해 모든 것들이 완전히 해결되는 것은 아니다. 사람에 따라 그 정도가 다를 뿐만 아니라, 시술자의 능력이나 피시술자의 태도 등에 따라 다르게 나타날 수가 있다. 따라서 일률적으로 이렇다 하고 단정을 짓기엔 약간의 한계가 있다. 하지만 실제로 봉사활동 중인 청소년 및 대학생들을 통해 복지원 내 환자들에게 에너지 전송을 시도한 결과, 대부분의 경우에 통증 절감효과가 뛰어나 긍정적 반응을 보였다. 이후 교육과 수많은 임상시간을 통해 학생들은 99~100%의 재현성을 보여주었다.

에너지 전송 테크닉의 또 다른 방법의 하나는 한쪽 손을 두정골 위에 가져간 다음에 다른 쪽 손으로 둘째와 셋째 손가락을 가지고 V자를 만들어 아픈 부위에 가져다 대는 방식이 있다. 통증과 문제의 증상을 밝히고 그 원인을 밝히는 일도 중요하다. 두개천골의 진단을 통해 에너지 전송을 시도할 부위를 먼저 정한 다음에 시도하면 우리 몸의 문제가 놀랄 정도로 호전된다.

2

내가 경험한 기억 가운데 전율이 느껴지는 경험이 있다. 그 경험의 전율이란 순간적인 깨달음에서 시작 되었다. 어떤 문제의 결과에 대한 원인을 알게 된다는 깨달음, 이러한 깨달음이 독특한 경험으로 전율을 느끼게 했다. CST 강연회를 앞둔 당일 날 아침! 그날의 태양도 어제처럼 찬란하게 떠올랐을 것이다. 그런데 이상하게 흐릿한 시야에 나는 눈을 씀벅거려보았다. 뭐란 말인가? 이게 무슨 느낌이지? 눈동자가 갑자기 꺼끌거렸다. 눈의 안쪽으로부터 기분 나쁜 이물감이 느껴졌으며, 눈을 떠보려 하였지만 눈이 제대로 떠지지 않았다. 눈을 깜박거리는데 그때마다 통증이 느껴졌다. '이상한데? 어떻게 된 일이지? 밤사이 내 눈에 이상이 생겼어.' 나는 속으로 이렇게 중얼거리며 몸을 일으켜 세웠다. 눈앞이 제대로 보이지 않았다. 사물을 인식하기 어렵다는 판단이 섰을 때 나는 불안해지기 시작했다. 오늘은 강연하는 날이 아닌가? 눈에서 통증이 느껴지며 통증처럼 괴팍한 이물감 역시 계속 되었다.

이 일을 어떡하지? 이런 생각을 하는데 갑자기 침대에 누워, 라는 마음의 목소리가 들렸다. 나는 옆으로 누운 자세로 스스로 침대에 누워 어떤 힘에 이끌리듯 V-spread 에너지 전송을 시도했다. 왼손으로 V모양을 만들어 머리에 가볍게 가져다 댔다. 오른손을 컵 모양처럼 만들어 통증이 느껴지는 오른쪽 눈 위에 올려놓았다. 그리고 집중적으로 머리 뒤쪽 왼손을 이용해 오른쪽 눈 앞에 있는 오른손을 향해서 '에너지전송'을 시작했다. 모든 잡념을 끊고, 오직 이물감을 느끼는 오른쪽 눈의 문제해결에 집중하며 차분한 마음을 갖도록 했다. 이렇게 약 7분 정도 초조한 마음으로 상태가 호전되기를 기대했다. 그런데 정말 놀라운 일이 벌어졌다. 안구가 떨리며 발열감이 느껴졌으며, 안구의 떨림이 점차 강렬해졌다. 그럴수록 통증은 심해졌으며, 에너지전송 테크닉을 그만두고 싶었을 정도였다. 하지만 강의를 기대하고 있을 600여 명의 청중을 생각하며 계속 시도했다. 10여 분이 지난 뒤, 아마 채 10분이 안되었을까? 다시 놀라운 일이 일어났다. 눈 속에서 약 3센티 가량의 머리카락이 고름이 묻은 채 눈물과 함께 스르르 빠져나왔던 것이다. 대체 어떻게 이런 머리카락이 눈 속에서 나올 수가 있지? 생각하는데 절로 머리가 끄덕여졌다. 사흘 전에 헤어 샵에 들러 머리를 손질했던 일이 있었는데, 그때 나도 모르게 눈 속에 머리카락이 들어갔던 것임에 틀림없었다. 3센티의 머리카락이 눈 속에 포복하고 있다가 농을 만들며 자신의 존재를 드러냈던 것이리라. 나는 그렇게 믿었고, 틀림없는 사실이었다.

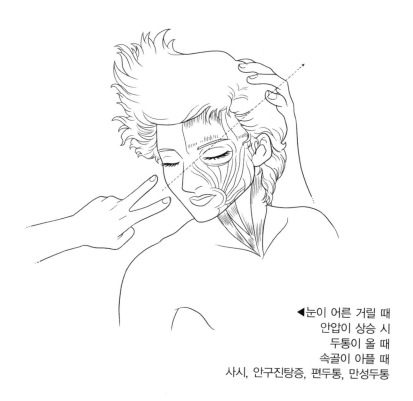

◀눈이 어른 거릴 때
안압이 상승 시
두통이 올 때
속골이 아플 때
사시, 안구진탕증, 편두통, 만성두통

나는 놀라운 경험에 가슴이 벅차올랐다. 왜 하필 오늘 나에게 이런 뜻밖의 일이 벌어졌을까? 생각 끝에 V-spread를 반드시 세상에 알려야 한다는 사명감마저 들며, 흥분되고 설레는 마음으로 강연장으로 향했다. 강연장에서 이미 나에게 CST교육을 받은 적이 있어 V-spread 에너지 전송요법을 잘 알고 나를 신뢰하는 지인에게 눈에서 나온 이물질을 보여주었다.

"와우! 선생님, 놀랍고 통쾌해요. 오늘 강연은 대 성공일거라는 감이 드네요."

노련한 지인의 한 마디에 나는 더욱 힘을 얻어 강연을 진행했고, 결과는 대성공이었다. 아침에 일어났던 드라마틱한 V-spread 에너지 전송의 위력이 신체적인 문제해결 뿐만 아니라 또한번 나에게 정신적으로 더욱 큰 자신감과 확고함을 더해준 것이었다.

"어떻게 이런 일이 가능하죠?"

"재인, 이건 신비한 경험이란다. 하지만 과학적인 증명 역시 가능한 영역이지. 모든 현상에는 실체적 진실이 담겨 있으니까."

"그럼 어떻게 설명할 수가 있을까요?"

"눈에 이물질이 들어가서 낭포를 만들었을 거야. 눈의 통증은 이 낭포로부터 왔겠지. 머리카락이 눈으로 들어올 때에 나는 알지 못했지만 내 눈은 그 충격으로 인해 에너지 낭포가 발생하였고, 그것이 안에서 염증이 되어 통증을 유발했던 것이지. 이후 그 에너지 낭포가 치유 에너지를 통해 눈에서 사라진 셈이란다."

"그 치유 에너지는 어디서 왔을까요?"

"치유 에너지는 우주 안에 가득하지. 그것은 사랑의 에너지일 수도 있고, 믿음의 에너지일 수도 있어. 어떻든 에너지 전송 테크닉을 통해 치료 에너지가 발생한 거라고 생각해."

"정말 놀라운 경험이었군요?"

"그렇단다. 하지만 이 테크닉을 통해서라면 누구나 치유 효과를 발생시킬 수 있어. 헝클어진 뇌 회로를 재구성하는 일이지. 그래서 브레인-디자인 (Brain-Design)이라고 말하기도 하지."

"누구나 치료 효과를 발생시킨다는 말씀을 믿어요. 저 또한 에너지 전송 테 크닉을 통해 두통이 사라졌을 뿐만 아니라, 다친 다리 역시 회복이 되었으니 까요."

"에너지 전송은 특별한 사람의 천부적 재능을 원하지 않는단다. 누구나 학 습이 가능하고 게다가 오랜 경력이 필요한 것도 아니야. 학습이란 것도 어려 울 것이 없고 너무도 단순한 동작이지. 다만 가장 중요한 것은 긍정적인 믿음 이 필요하다는 사실이란다."

"맞아요. 긍정적으로 믿는 순간, 저도 모르게 태도와 자세가 달라지던걸요. 효과가 나타나면서부터는 세상이 달라보였어요. 삶이 더욱 풍요로워졌고요. 앞으로는 저의 넘치는 에너지를 많은 사람들에게 나누기 위해 사회봉사를 할 생각예요."

"다른 사람들도 믿음을 갖고 에너지 전송을 통해 작은 고통에서부터 큰 고 통까지 하루빨리 벗어났으면 하는 바람이란다. 단, 사람들마다 뇌의 상태에 따라서 효과가 나타나는 정도는 각각 다르기 때문에 브레인 디자인은 시술자 의 역량과 피시술자의 상태에 따라서 차이가 크다는 것을 명심해야 해."

"저도 선생님과 같은 생각이예요. 에너지 전송 테크닉을 통해 다른 사람을 위해 무엇인가 베풀 수 있다는 작은 믿음이 생겼어요. 당장 유미한테 에너지 전송을 시도할 생각이예요."

"네가 유미한테 시도하는 에너지 전송은 유미에 대한 너의 마음을 보여 주 는 것이란다. 사랑이란 표현을 써도 틀리지 않겠지. 상대에게 마음을 보여주 고 싶을 때에 에너지 전송을 시도하는 일처럼 효과적인 방법도 없을 거야."

3

나는 두 번째 선물을 받았다. 그 선물은 당연히 에너지 전송으로부터 비롯되었다. 귀의 통증이 잦았던 유미를 위해 재인이 에너지 전송을 시도한 것이었다.

에너지 전송의 효과를 톡톡히 보았던 터라 유미에게 이를 시도하면 분명히 좋은 결과가 나타나리라고 믿었던 것이다.

유미를 위하는 일이라면 발 벗고 나섰다. 그러나 지난날 유미의 통증에 관한 것은 재인의 능력 밖이었다.

재인은 유미를 불러 소파에 앉게 했다. 선생님으로부터 에너지 전송 테크닉에 대해 함께 설명을 들었지만, 여전히 유미는 믿지 않는 눈치였다. 귀의 통증을 치료하기 위해 에너지 전송 테크닉을 시도해 보자는 뜻을 유미에게 내비쳤을 때 유미는 입을 실룩거렸다. 재인의 통증도 에너지 전송을 통해 해결되었음을 알면서도 믿으려 하지 않았다.

"유미야, 모든 소망을 담아 너에게 에너지 전송을 할테니, 마음을 닫지 말고 믿음을 갖기 바란다."

자신의 두통 역시 오랜 질병이었고, 무릎을 다친 것도 거의 1년 여가 넘은 고질병이었음을 설명했다. 유미에게 마음을 열고 다시 한 번 자신의 시도에 응할 것을 청했다. 믿져야 본전이며, 에너지 전송을 통해 둘의 관계를 더욱 친근하게 할 수 있다는 장점을 설명했다.

그리고 유미를 소파에 앉혀 놓고 에너지 전송을 시도했다. 시도 후 5분쯤 되었을 때, 유미의 귓속에서 '뻥' 하는 소리가 흘러나왔고, 귀와 가까운 측두골이 한 번 덜컹거리는 듯했다. 재인은 이런 반응들이 유미의 통증을 치유하는 과정이라고 생각하였다. 이런 경험을 하고 나서 유미는 기분이 몹시 상쾌하다는 말을 했으며, 귀의 통증이 몹시 줄어든 것 같다고 말하였다. 이러한 사실을 알리기 위해 흥분을 감추지 못하고 전화를 걸었다.

"선생님, 유미에게 에너지 전송을 시도했는데 드디어 반응이 나타났어요."

"그래, 잘했구나. 서두르지 말고 침착하게 계속해서 에너지 전송을 하기 바란다. 통증이 오래된 것일수록 느긋하게 지속할 필요가 있어."

"네, 선생님. 유미의 밝은 표정은 정말 좋았어요. 선생님 덕분에 유미의 고민을 해결할 수 있을 것 같아 너무 기뻐요."

"나 역시 기쁘구나. 그래 다음에 보도록 하자."

재인의 두 번째 선물은 어느 선물보다 내게 값진 것이었다. 다름 아닌 장래 목표가 새롭게 설정된 것이었다. 재인은 유엔(UN)에서 봉사하는 기회를 갖기 위해 외교관이 되는 것이 목표였지만, 에너지 전송 테크닉의 경험을 통해 사랑의 치유사가 되기를 희망했다. 그가 원하는 목표가 이루어지리라는 것을 믿는다. 에너지 전송에 대한 믿음은 장래의 희망에도 확신을 가져다 주기 때문이다. 이튿날에도 재인은 흥분을 가라앉히지 못하는 모양이었다. 유미의 변화는 재인을 그런 상태에 머물도록 하기에 부족함이 없었다. 몹시 들뜬 표정을 감추지 못하고 다시 나를 찾아왔다. 내게 서두르는 듯한 태도로 물었다.

"선생님, 에너지란 무엇입니까?"

"글쎄, 에너지를 어떻게 설명해줘야 할까?"

나는 에너지 전송 테크닉을 이해하기 쉽도록 에너지를 설명해 주어야 했는데, 에너지라는 것이 너무도 포괄적인 개념이라서 얼른 설명해 주기가 어려웠다. 더욱이 우리가 시도하는 에너지 전송 테크닉에 적합한 설명을 하기란 쉬운 일이 아니었던 것이다.

"에너지는 물질이 맞죠?"

"틀린 말은 아니지. 과학적인 용어로 에너지는 어떠한 일을 할 수 있는 능력이라고 할 수 있어. 에너지는 분명 위치, 운동, 열, 전기, 화학, 핵 또는 여러 가지 형태로 존재하는 것이지. 하지만 에너지 전송 테크닉과 관련된 에너지는 결코 물질만을 의미하는 것은 아니지. 동양적인 에너지와 서양적인 에너지 이렇게 구분하여 개념짓는 경우도 있지만, 에너지 전송 테크닉에서 말하는 에너지는 정신적 현상과도 밀접한 관련이 있다는 편이 옳은 설명일 거야."

내가 이해하고 있는 에너지에 대해 자세히 설명해 주고자 하였다. 그러나 에너지 전송에서의 에너지는 매우 미묘한 성격을 지니고 있기 때문에 여간 어려운 것이 아니었다. 정신과 물질의 연결 통로의 성격을 지닌 미묘한 에너지가 바로 'V-spread'의 에너지라고 할 수 있었다.

"우주 공간에는 엄청난 에너지가 있다고 들었어요."

"물론이지. 그래서 에너지의 바다라는 말을 하기도 해. 에너지장(energy-field)은 일종의 파동이라고 할 수 있어. 에너지장의 간섭과 공명현상을 이해하여야 한단다. 그런데 중요한 것은 우리 지구가 자체 에너지를 갖듯 생명체에도 자신을 감싸는 독특한 에너지가 존재한다는 거지."

"이해할 수 있을 것 같아요. 인체에 에너지가 없다면 활동이 어렵겠죠."

재인의 에너지에 대한 생각이 결코 가볍지 않았다. 에너지의 핵심을 꿰뚫을 듯이 중요한 질문을 던지며 나름대로 깊이 있게 받아들이고 있었다.

"인체의 생명 에너지는 모든 신체장기를 함께 연결하는 것이지. 그런데 중요한 것은 생명체가 고등할수록 정신작용을 강력히 동반한다는 점이야."

에너지에 대한 나의 설명에 재인의 태도는 진지해졌다. 인체란 참으로 놀라운 능력을 지니고 있음을 현실에서 인식하기란 쉬운 일이 아니다. 우리는 인체의 신비한 능력은 물론 우주와 우리 주위에 존재하는 놀라운 에너지를 인정해야 한다. 상호간의 에너지 공명현상에 의해서 치유력이 생겨나게 된다. 지금까지 에너지의 실체를 인정하지 않으려는 자들은 마치 물고기가 자신이 헤엄치고 다니는 물의 존재를 인정하지 않는 것과 같다. 공기가 단 5분만 사라져도 인류의 종말이 닥친다는 것을 모르지 않는 사람들이 공기의 존재를 무시하고 살아가는 것처럼 말이다.

"선생님, 에너지 전송이 두뇌와는 연관이 있는 것입니까?"

"그렇지. 물질과 정신 중간에 존재하는 미묘한 에너지라는 말처럼 당연히 관련이 깊다고 할 수 있지. 두뇌의 이미지를 사용하여 신체로 하여금 해야 할 일들을 일러줄 수 있으니까 말이야."

나는 프랑스에서 일어났던 놀라운 이야기를 들려주었다.

"100여 년 전 프랑스에서 일어났던 일이란다. 12살 된 소녀가 자신의 팔과 다리, 어깨 등에 개나 말 같은 이미지를 마음대로 나타나게 하는 일이 있었지. 소녀는 자신의 생각을 팔등 위에 글씨로 나타나게 했고, 누구의 질문에 대한 답변이 즉시 피부에 나타나기도 했던 일이었지. 두뇌 속에 지닌 생각이 인체에 현실로 나타나는 훌륭한 경험이었던 것이란다."

재인의 입은 다물어지지 못했다. 나는 프랑스 소녀의 이야기를 전적으로 믿는다. 물론 이보다 놀라운 일들도 많이 있다. 에너지 전송 테크닉 또한 프랑스 소녀의 이야기 못지않게 놀랍고 신비로운 분야이며, 직접 체험하지 않고서는 믿기 어려운 분야이다. 의심하지 않고 믿음을 보인 사람들은 누구든지 에너지 전송 테크닉의 효과를 톡톡히 보았다. 다만 믿지 않는 자들도 시술자의 정성을 통해 분명히 문제점들이 호전되는 것을 보았고, 믿음이 생김에 따라 그 효과가 크게 향상되는 것을 느끼게 되었다.

"네가 에너지 전송 테크닉을 시도할 때마다 매번 설렘과 놀라움 속에 세라토닌 호르몬도 활발히 생성되리라 믿는다."

"선생님, 저도 그렇게 믿어요. 지난날과는 확실히 달라졌으니까요."

"스스로 자신의 행복을 어떻게 찾아야 하는지 터득하기 바래."

"물론이죠."

재인은 이미 행복과 성공을 경험한 것이나 다름 없는지도 모른다. 이러한 믿음은 에너지 전송 테크닉의 효과를 또한 놀랄 정도로 높이게 될 것이다.

재인의 메모지에는 정성들인 글씨들이 또박또박 자리를 잡아 나갔다. 나는 에너지 전송 테크닉에 누구보다 관심을 갖게 된 것이 고마웠다. 재인의 메모지에 적힌 것들을 어느 날 볼 수 있었다.

음식 섭취 ⇒ 에너지 발생 ⇒ 어떠한 일을 할 수 있는 능력
동작 ⇒ 에너지 발생 ⇒ 긍정적인 사고 ⇒ 방향성
에너지의 출발점 ⇒ 식물의 엽록체 ⇒ 먹이사슬
에너지 공명현상 ⇒ 치유력 ⇒ 에너지 전송의 비밀

재인은 나름대로 에너지에 대한 생각들을 정리하고 있었다. 에너지 전송 테크닉의 텍스트인 에너지에 대해 이처럼 광합성 작용까지 언급할 필요는 없을 것이다. 그런데 꼼꼼하게 기록한 재인의 메모지를 통해서 장차 이보다 훨씬 체계적인 정립이 필요한 영역일지도 모른다는 생각이 들었다. 나는 누구든지 에너지 전송 테크닉을 통해 놀라운 경험을 유발할 수 있다고 믿는 사람이다. V-spread처럼 가능성이 확실한 영역도 없을지 모른다. 무엇보다 당장 아픈 사람에게 해줄 수가 있으며, 우리가 삶의 현장에서 언제든지 시도하여 즉시 효과를 확인할 수 있기 때문이었다.

이러한 메모들은 자신의 믿음을 넓혀 가는 방법의 하나일 것이다. 나 역시 지난날 이러한 메모들을 통해 자신과의 관계를 형성해 나갔으니까. 행복과 성공의 영역은 어쩌면 관계의 영역에 속한 것일지도 모른다. 다른 이들과의 관계 역시 중요하지만 무엇보다 자신과의 관계 또한 중요한 법이다. 오늘의 내 삶을 알차게 만들었던 것도 내가 지난날 적었던 메모들이 자신과의 관계를 온전히 형성했기 때문이다.

당신은 반드시 이 책을 통해 마치 '판도라 상자 안에서 침묵하고 있던 희망'과도 같은 선물을 당신 스스로 받게 될 것이다. 경험이라는 시간 속에서 말이다. 행복과 성공, 그리고 우정과 사랑, 건강 등은 당신 스스로 만들어 나갈 영역

이다. 당신의 모든 에너지를 당신의 몸과 마음에 투자하라. 먼 훗날 당신의 삶이 피폐하다면 당신은 다만 그것을 잊었기 때문이다. 값진 믿음을 너무 쉽게 망각하고 살아온 탓이다. 부정적인 사고를 가진 사람이 잘된 경우를 본 적이 없다. 인간은 영원히 자신과의 싸움을 요구받고 있다. 자기 마음의 정화를 통해 심신의 안정을 찾을 수 있는 것이다.

나는 언젠가 지난 날의 혼돈된 시기를 건너면서 정리했던 것들을 들려줄 생각이다. 아직 재인에게 이러한 가르침은 어려운 것인지 모른다. 그렇지만 모든 것의 끝에서 깨닫게 되는 것은 세월이란 화살처럼 쏜살같이 지나가 버리는 것이며, 문득 깨달음을 느낄 때는 삶의 끝에 다다른 바람처럼 아쉬움만 남는다는 점이다. 각자 살아온 몫은 다르더라도, 적어도 내 인생에 있어서는 어쩌면 V-spread 에너지 전송을 알려야 한다는 사명감마저 드는 것은 운명인지도 모른다.

4

내가 만난 사람 가운데 가장 아름다운 천사처럼 여겨지는 사람은 누구일까? 나는 문득 이런 상상을 하게 되었다. 에너지 전송을 시도하면서 이따금씩 이런 물음을 자신에게 던질 때가 있다. 'V-spread'에 대한 나의 믿음은 행복한 천사, 누구나 에너지 전송 테크닉을 시도할 때의 모습을 보면 행복한 천사 같은 모습이 분명하다. 어느 때보다 평화롭다는 사람들, 어느 때보다 행복하다는 사람들을 나는 만나게 된다.

에너지 전송이야말로 상대에 대한 믿음의 확신이며 사랑의 확신이다. 특히 통증의 문제, 질병의 문제뿐만 아니라, 외상 후 심리적 압박 장애나 정신적 장애 등 체성·감성의 문제와 연관될 때는 더욱 그렇다. 나는 사랑과 정성으로 에너지 전송 테크닉을 시도한다. 나도 인간인 까닭에 슬픔도 있으며, 잊고 싶은 기억이라는 것도 있다. 그러나 현재 내가 호흡을 하며 살고 있음이 가장 행복한 것이다. 지금 살아서 에너지 전송을 시도할 수 있는 힘이 있다면 나는 매일같이 행복한 사람이 된다. 이러한 선물을 누군가를 위해 정해줄 수 있다는 것에 놀란다. 나는 이것이 사랑이며, 자비이고, 진리라고 생각한다. 너와 나, 사람과 자연이 하나로 통하는 길이 여기에 있다.

흰 눈이 내리던 지난 겨울날, 나는 사고 후 두 달 만에 그녀를 만났다. 버스에서 내리던 중 급발진 사고로 인하여 바닥으로 추락, 다리를 절단한 그녀. 정작 그녀의 고통은 다리가 달아난 것이 아니라 참을 수 없는 통증이었다. 놀라울 일은 분명히 절단되었는데도 달아난 다리가 바늘로 찌르는 듯 극심한 환상지(phantom limb, 또는 환상통, 상상통)에 시달렸던 것이다. 사지절단 환자들의 대부분이 일반적으로 경험하는 증상이었다. 네 시간마다 진통제를 투여하고 있었음에도 통증은 사라지지 않았다. 그녀는 다행히 이전에 미리 공부했기에, 나를 만난 것이 큰 도움이 된다고 고백했다.

치료 에너지를 달아난 다리 부분에 흘려 보냈다. 나는 에너지가 깁스 붕대와 다리의 밑동을 관통해 흐르는 상상을 했다.

5분 정도 지났을 때, 율동을 느꼈다. 이러한 율동이 치료적 박동임을 확신할수 있었다. 율동과 동시에 뜨거운 열의 방출을 느끼기 시작했다. 그녀는 에너지 전송 테크닉이 진행되는 동안 통증을 계속 호소했고, 절단된 다리가 빙빙 돌면서 와블링이 시작되었다. 처음 1분 가량은 통증을 호소하는 신음소리가 커졌으나, 시간이 지날수록 차츰 작아지기 시작했다. 그리고 어느 순간 멈추었다. 그녀의 몸이 이완되는 것을 느꼈다. 그녀는 잠이 들었다.

의료진들은 이러한 사실을 믿으려 들지 않을지도 모른다. 그러나 분명한 것은 에너지 전송 테크닉을 통해 고통스런 통증이 해결됐다는 것이다. 절단된 다리 부위의 통증은 철저히 뇌의 기억과 연관되어 있다는 것을 믿는다.

"뇌로부터 비롯된 통증을 어떻게 접촉하나 없이 치료가 가능할까요?"

"접촉이 전혀 없는 것은 아닙니다. 어떤 도구를 사용하지 않았을 뿐이죠. 믿지 못한 사람들이 한 번쯤 시도해 볼만한 부분이 바로 약물과 물리적 도구를 사용하지 않았기 때문에 부작용이 있을 수가 없다는 점입니다. 다만 손으로 하기 때문에 경시하고 무시해 온 것이지요. 바야흐로 현대시대가 버튼식 휴대폰에서 가벼운 터치만을 필요로 한 터치식 스마트폰 시대가 되었음을 인식해야 합니다."

"누구나 마음놓고 편안히 시도해 볼만한 테크닉이군요. 그런데 에너지 전송 테크닉이 일어나는 동안 분명한 것은 환부 주위에 어떤 물리적 변화가 일어난다는 점이 아닐까요? 우리가 바로 이 점에 대해서 과학적으로 설명할 수 있어야 한다고 봅니다."

닥터 리 역시 에너지 전송 테크닉에 대해 신경정신과 의사로서 몹시 관심이 생긴다고 했다. 신경정신과 치료의 대부분이 약물요법에 관한 것이기 때문에 그에게 호기심이 일어날 수밖에 없을 것이라고 나는 생각했다.

"잘 아시겠지만 인체는 전기가 통하는 하나의 도체입니다. 혈액이 움직여서 운동 에너지의 일부가 전기 에너지로 변하기 때문에 이렇게 되는 것이죠."

"그와 관련해서 저도 알고 있는 내용이 있습니다. 병원에서 조사하는 심전도나 근전도는 움직임의 활동에 따라 일어나는 전기적 에너지의 변화를 기록하는 것이죠. 따라서 인체에 자기작용이 일어나면 새로운 전기가 일어나고 이러한 힘에 의해 혈액 중에 전류를 전하면 혈액 중의 이온이 증가하여 전해질이 해리된다는 것입니다."

"정확히 말씀하셨습니다. 바로 이온의 증가로 전해질이 해리되면 자율신경 기능이 크게 향상되는 것이죠. 혈액순환이 좋아지니 당연히 인체에 미치는 영향은 좋을 것입니다."

닥터 리가 나의 말을 받아 말을 이었다.

"물리학자들은 이렇게 말합니다. 1cm³의 공간에는 우주 속의 모든 물질의 에너지 총합보다 더 큰 에너지가 담겨 있다고요. 1cm³의 공간 속에 10억 개의 원자탄과 맞먹는 에너지가 존재하고 있다는 겁니다."

닥터 리의 말은 나를 들뜨게 만들었다. 나는 우리 주위에 존재하는 엄청난 에너지의 힘을 믿고 있다. 이런 에너지의 힘을 우리는 치유의 힘으로 활용하는 것이 아마 에너지 전송 테크닉이 아닐지도 모르겠다. 어떻든 에너지 전송 테크닉을 통해 놀라운 치유의 효과를 우리는 눈앞에서 펼쳐보일 수가 있지 않는가?

가령 딱딱한 이물질이 부목화로 튀어나와 있는 경우, 이러한 에너지의 강렬한 열 에너지를 통해 이물질을 녹여버릴 수가 있다면 이마에 돋은 이물질은 굳이 성형외과에 가지 않고서도 쉽게 해결할 수가 있는 것이다.

우리는 실제로 보톡스에 의한 이물질이 이마에 들어 있어 고민하신 분들의 문제를 에너지 전송 테크닉 2차례로 가볍게 해결한 경험이 있다. 용광로처럼 뜨거운 열을 테크닉 중간에 느낄 수가 있다. 이러한 뜨거운 열이 이물질을 녹여 밖으로 배출하도록 하는 것이다.

에너지 전송 테크닉, 다시 말해 'V-spread'의 원리는 혈관에 작용한 자력을 통해 전기가 일어나며, 이것이 전류가 되어 혈액 속을 흘러 이온화가 일어난다. 혈액이 몸속을 돌아 혈행을 좋게 하기 때문에 효과가 발생한다. 햇빛을 받으면 태양 에너지가 우리의 몸속에 들어오며, 원적외선으로 몸을 덥게 하면 열 에너지가 체내로 들어와서 이러한 효과를 발생하는 것도 같은 맥락에서 이해할 수 있지 않을까? 자연계의 대류현상 – 인체의 대류현상 –, 즉 동양의학에서는 이것을 수승화강(水昇火降)이라고 설명한다.

이런 나의 생각에 닥터 리는 역시 동의했다. 신경정신과 의사로서 닥터 리의 열린 마인드를 나는 존경하지 않을 수가 없었다. 미래에는 상호보완의 치료를 중심으로 인체의 문제를 해결하는 것이 요구되는 시점이다. 어쨌거나 에너지 전송 테크닉의 놀라운 결과들을 과학적으로 완벽하게 증명하지 못한다 하더라도 크게 염려할 것이 못된다. 인체의 질병 문제는 아픈 것을 우선 치유하는 것이 일차적 목표이기 때문이다. 나는 이러한 놀라운 경험들을 과학적으로 접근하려는 노력을 게을리 하지 않을 것이다. 그럼에도 한계를 느끼지 않을 수가 없는 것은 그러한 과학분야의 연구전문가가 아니기 때문이다. 설사 그렇다고는 하더라도 통증이 있는 사람들에게 희망을 주는 에너지 전송을 그만 둘 수는 없다. 두개천골요법과 에너지 전송 기법을 통해 인간에게 부여된 치유의 능력이 그 상상을 초월하기 때문이다.

5

"새벽같이 어쩐 일이세요?"

"잠을 깨운 것은 아닌지 모르겠습니다."

"아니, 전혀요. 새벽 5시면 항상 일어나 테니스 라켓을 들고 테니스 장에 가는 시간이에요. 그런데 박사님께 무슨 일이라도……."

나는 새벽같이 전화를 하게 된 연유를 묻지 않을 수 없었다.

"염려할 일은 아닙니다. 간밤에 코가 막혀서 잠을 거의 이루지 못했어요."

닥터 리의 말에 나는 마음이 놓였다. 나의 판단에는 대수로운 일이 아니었던 것이다. 하지만 사람에 따라서 코막힘으로 잠을 설칠 정도가 되었다면 심각한 문제일 수도 있는 것이다.

"저런…… 많이 불편하셨겠어요."

"고통스러울 정도는 아니었지만 불편은 했지요. 실은 선생님께서 말씀하신 에너지 전송이라면 해결할 수 있지 않을까 해서 한번 해보려구요. 관심도 있고 해서요."

나는 이런 경우 아주 간단히 해결할 수 있었다. 평소 나 역시 잠에서 깨어날 때 코가 막힌 경우가 있는데 3분 정도의 투자로 해결하곤 했다. 나는 자신있게 설명해 줄 수가 있었다.

"어느 부위에 접촉을 하고 에너지 전송을 시도해야 하는지를 몰라서요."

"아주 간단한 걸요. 코막힘의 경우 몇가지 테크닉이 있는데요. 우선 검지와 중지로 V를 하고 양쪽 콧구멍에 거의 밀어넣을 듯한 자세로 에너지 전송을 시도하면 3분 이내에 코가 뻥, 뚫릴 겁니다."

"다른쪽 손은 머리나 코의 반대편 쪽에 대지 않아도 되나요?" "물론입니다.

제가 여러 번 실험을 해보아서 틀림없는 임상이 나옵니다. 그냥 아무쪽 손이나 무방해요. 손가락 두 개로 V를 밀어넣을 듯이 쏘아주면 간단히 해결되는 경우이죠. 어서 한번 해보세요."

"네, 다시 연락드리겠습니다."

닥터 리와의 통화를 마친 다음 나는 기대하는 마음으로 닥터 리의 전화를 기다렸다. 늦어도 5분 정도면 막힌 코가 뚫릴 것이란 믿음이 있기 때문이다. 아니나다를까, 닥터 리로부터 10분이 조금 지나서 전화가 걸려왔다. 나는 문제가 해결되었다는 것을 미리 짐작했다.

"선생님, 지금 제 목소리 들려요?"

"그럼, 당연히 들리죠."

"아니요. 그런 뜻이 아니구요. 아까와 목소리 톤이 전혀 다르지 않나요?"

"네, 그러고 보니 한결 맑은 목소리같이 들리네요."

"어떻게 이렇게 간단히 해결될 수가 있죠? 정말 믿기지 않아요. 전문의로서 치유의 과정을 의학적으로 이해하고 싶어지네요."

"네, 무슨 말씀인지 알겠습니다. 아무려나 선생님 덕분에 오늘 강연회 발표회가 있는데 한시름 놓게 되었어요. 정말 고맙습니다."

고맙다는 말은 닥터 리가 해야 할 터인데, 오히려 내가 닥터 리에게 고맙다는 생각이 들었다. 이런 경험은 에너지 전송에 대한 자신감을 내게 가져다 주었으며, 그 동안 에너지 전송의 이론을 정립하기 위한 나의 노력에 대한 자부심을 갖는 계기가 되었다. 또한 에너지 전송에 대해 앞으로 더욱 널리 알려서 많은 사람들이 혜택을 볼 수 있도록 마음을 다질 수가 있었다.

사람들이 나와 함께 있을 때 생동감을 느낀다는 표현을 했다. 나는 이럴 경우 기분이 매우 좋아져서 에너지가 넘치는 느낌을 받곤 했다. 이런 모든 것들이 에너지 전송이 내게 가져다 주는 축복이란 생각이 들었다.

당신의 마음을 알리려면 에너지 전송을 시도하라! 누군가에게 자신의 마음을 전하고자 한다면 에너지 전송을 시도하는 것이 매우 중요하다. 특히 상대가 갑작스런 위험에 처하여 있을 때 에너지 전송을 시도하라. 분명히 위험에 처한 상황이 호전될 것이다. 다시 말해, 상대가 어떤 아픔의 고통을 가지고 있다면 이러한 고통을 에너지 전송을 통해 덜어줄 수가 있다.

　상대를 위해 당신의 체온을 전달하라! 에너지 전송을 통해 열감과 박동감의 순간을 느끼도록 노력하라. 당신의 손 에너지가 상대에게 어떤 의미가 되는 것은 당연한 일이다. 상대의 몸에 당신의 손길을 접촉하는 순간, 당신의 상상력은 아무리 어려운 장애물이라도 단숨에 뛰어넘는 것처럼 자신감을 얻게 될 것이다.

　당신이 상대를 위해 마음을 열고 있다면 당신이 느끼고자 하는 치료적 박동감은 적어도 몇 분 이내에 느끼게 되지 않을까? 나는 여기에서 제발 이런 과정

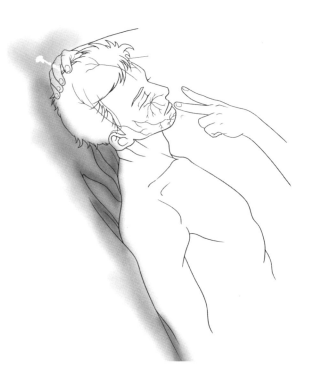

◀발음이 부정확할 때
혀가 잘 안돌아 갈 때
아랫턱이 아플 때
침이 안 나올 때
안면근육 떨림

을 싱겁다고 여기지 말라고 당부하고 싶다. 당신들이 에너지 전송을 통해 받게 되는 천부적 재능이 하잘 것 없는 것이라며 그냥 지나쳐버릴까 두렵다. 당신의 검지와 중지를 상대의 심장에 가져다 대었을 뿐인데 상호간에 느끼게 될 힘은 말로 형용하기 어렵다는 점을 명심하라.

몸에 어떤 상처가 생겼을 때를 상상해 보라! 당신의 검지와 중지가 마치 관심과 애정의 화살처럼 상대의 상처에 날아갈 때, 다만 서두르지 말라. 당신의 또 다른 손은 보이지 않는 상처의 반대편에서 상대의 마음이 열리기를 갈망하고 있다. 참고 기다리면 옷고름이 풀리듯 스르륵 상대의 마음이 열리게 되는 것을 느낄 수가 있을 것이다. 에너지 전송의 힘을 우리는 바로 이 순간에 느끼게 되는 것.

혹여 에너지 전송을 시도하고자 하는 새로운 마음을 가진 사람들을 위해 다시 한번 여기에 언급하고자 한다. 어디서든 언제든지 당신의 왼손과 오른손을 가릴 필요가 없다. 왼쪽 오른쪽 구분할 필요가 없다는 것을 명심하라. 그리고 문제가 있는 부위, 상처나 환부, 부담이 가는 부위에 당신의 검지와 중지로 V를 만들어 권총을 쏘듯이 에너지를 전송하라. 여러분의 문제가 몇 분 이내에 해결되는 놀라운 순간을 목격할 것이다.

소중한 것은 소중한 것을 추구하는 사람들만의 전유물이다. 소중한 것을 그렇게 여기지 않는 자들의 삶은 소중한 삶이 되지 못한다. 나는 에너지 전송이 특히 예민한 두뇌의 부분에서 일어나는 것을 가장 소망한다. 두뇌 관련 질병은 물론 정신적인 부분의 문제까지 에너지 전송이 도달하지 못한 영역은 아마 없을 것이다.

나는 여러분들이 이러한 테크닉을 익혀 여러분의 가족이나 친지, 이웃과 동료들을 위해 가치있게 사용할 것을 당부한다. 더불어 건강하고 행복한 삶을 열어가는 것이 인생의 궁극적 목적이라면 여기 제시하는 에너지 전송이야말로 아무리 강조해도 지나치지 않을 것이다. 아무리 말해 주어도 "이런 것이 설마 되겠어?" 하고 사람들은 생각한다. 벽에 붙은 전원 스위치를 켜야 전기가 공급되지 않겠는가!

아인슈타인은 말한다. 지식보다 중요한 것이 상상력이다(Imagination is more important than knowledge). 부정적 사고는 늘 부정적 마인드를 키운다. 악순환의 고리를 끊어야 긍정적 마인드가 되며 그것이 힘이 되는 것이다. 우주의 에너지를 사용하려면 사고가 기본이 되어야 하며, 기본이 되기 위해서는 해본 뒤에 결과를 평가해야 하는 것이다. 힘의 강도를 키우는 방법은 스스로 생각해 보기 바란다.

6

노선생은 나를 보더니 미소를 지었다. 그의 미소는 다소 여유 있는 표정이었으며, 여제자를 향해 큰소리로 외치는 것이었다.

"이제 염려할 것이 없다. 금방 좋아질 거야."

"정말 그럴까요?"

리안이란 예쁜 이름의 제자는 얼굴에 두려움을 간직한 채로 되물었다. 노선생이 대답하는 대신에 내가 리안을 향해 대답해주었다.

"리안, 네가 믿으면 길이 열릴 것도 같은데……"

"믿고 말구요. 왠지 편안하게 느껴졌어요. 에너지 전송에 대해 충분히 얘기 들었어요. 신비한 일들에 비하면 제 문제는 대단할 것도 없지요."

"그렇단다. 너의 마음을 열고 나를 따라와 봐."

노선생의 이마가 활짝 펴지는 느낌이 들었다. 리안은 에너지 전송에 대한 얘기를 전해 듣고 몹시 들뜬 표정이었다. 나는 두 사람의 기분을 생각하면서 최대한 배려하며 분위기를 이끌어 나갔다. 또한 일체의 의구심도 없이 마음을 열어 보였다. 리안의 얼굴에는 강렬한 호기심과 함께 미래에 대한 기대감 같은 것이 묻어 있는 듯했다.

"아무리 어려운 상황에 처해 있더라도 말이야, 믿음을 가지면서 의지를 일으켜 세우면 분명히 가능성은 열리는 법이란다."

"그럼요. 옳은 말씀이예요. 리안에게 당장 놀라운 선물이 쏟아질 거예요."

우리는 일제히 웃었다. 모두 약간은 들뜬 웃음이었다. 나는 그들을 진정시키면서 천천히 에너지 전송을 진행하기 시작했다. 리안은 계단에서 넘어져서 머리를 시멘트 바닥에 심하게 부딪힌 경우였다. 다행히 안면부에 상처는 나지 않았지만 전두골이 퉁퉁 부어오른 상태였던 것이다. 에너지 전송에 대한 정보를 입수해 나를 찾아온 그들은 분명 행복한 사람들이라는 생각이 들었다. 사람의 뇌는 두개골에 의해 보호되어 있다. 그러나 외부의 충격으로 뇌가 손상을 입으면 쉽게 회복되지는 않는다. 또한 오랜 세월 속에서 점점 기능이 저하되며 석회화, 칼슘화 되어 가는데 이런 단계에서 정상 상태로 되돌리기는 너무나 힘든 일이다. 상태가 심하다면 뇌의 퇴행이 빨리 올 수도 있다. 일시적인 통증들을 해소하고 나면, 일정기간 동안 주기적인 유지관리는 필수사항이라 할 수 있다.

리안을 부드럽게 침대에 눕힌 다음, 에너지 전송을 시도했다. 왼손을 뒤통수에 대고 전두골 앞에서 검지와 중지를 이용하여 V자를 만들었다. 뒤통수에서 보내는 에너지를 전두골 앞에 있는 다른 V자 모양의 손으로 전송하는 상상을 하면서 에너지 전송을 시작했다. 전두골에서 발열감이 느껴지는 것이었다.

"아아, 통증이 심해요."

"두려울 것 없어, 리안! 통증이 오는 것은 서서히 치유가 시작되고 있다는 증거야."

나의 말을 듣고 리안은 애써 표정을 고정시켰다. 리안의 작은 몸에 에너지 전송을 시도하면서 나는 이러한 접촉의 방식이 매우 사랑스럽다는 생각이 들었다. 가족끼리, 연인끼리, 친구끼리, 아픈 자들끼리 상호 에너지 전송 테크닉을 해준다면 놀라운 일들이 많이 일어날 것이란 생각이 들었다. 5분이 조금 지났을 때, 리안의 어깨가 조금씩 흔들리기 시작했다. 이른바, 와블링이 일어나고 있는 것이었다.

그 날 10여 분 가량, 두 차례 리안을 향해 에너지 전송을 시도해 주었다. 전두골의 붓기가 상당히 사라지는 것을 경험했다. 이틀 정도 시도했을 때, 전두골의 문제는 완전히 사라졌다. 두 사람은 역시 놀라움을 감추지 못했으며, 처음 보았을 때보다 한결 활기가 넘쳐 보였다.

"리안, 에너지 전송을 시도할 때의 느낌을 한번 말해주렴?"

나는 만족해 보이는 리안을 향해 가벼운 톤으로 물어보았다.

"처음에는 느낌이 없었어요. 몸에서 어떤 변화가 일어날지 알지 못했죠."

에너지 전송을 시도할 때 나의 느낌 또한 리안과 같았던 것 같다. 사람마다 에너지 전송 과정의 느낌과 질감이 달리 나타나는 것이다. 나는 고개를 끄덕이며 리안의 대답에 이해한다는 응대를 보여주었다. 리안이 말을 이었다.

"에너지 전송 시간이 경과하면서 차츰 통증이 엷어진다는 느낌을 받았어요. 그리고 뭐랄까, 열감이 느껴졌답니다."

"나도 리안에게 에너지 전송을 시도하면서 그런 경험을 했던 것 같애. 열감이 먼저 오면서 이제 통증이 점점 사라질 거라는 믿음이 왔던 것 같으니까."

"그런데 선생님, 이렇게 감쪽같이 치료가 된 것은 내 몸이 스스로 그렇게 만든 건가요?"

리안은 깊은 질문을 해왔다. 나는 리안의 물음에 선뜻 대답해 주지 못했다. 에너지 전송이 의식적이든 무의식적이든 정신생리학적으로 자기조절의 결과인지는 누구도 자신있게 대답할 수 있는 영역이 아니었다.

"글쎄, 어떻게 설명해야 하나…… 음 그렇지, 에너지 전송에서 어떤 희망이나 기대, 바람 같은 정신적 상상력이 없다면 어떤 변화도 일어나지 않겠지."

나의 설명이 어려웠던지 리안은 대답하지 않고 살짝 웃을 뿐이었다. 나의 대답은 적절했을 것이다. 에너지 전송 시에 피시술자는 무엇이 일어나고 있는지를 모른다. 그러나 몸에 일어나는 변화는 시술자와 피시술자의 상상력에 의해 영향을 받는다. 또한 환자의 상상력이 없어도 시술자의 상상력은 변화를 가져온다. 앞에서 생각, 사고나 상상력도 에너지이며, 에너지는 어떠한 것을 변화시키는 힘이라고 한 것을 기억하기 바란다.

시술자의 긍정적인 상상력은 아주 중요한 부분이다. 아무 느낌도 아무 생각도 없이 에너지 전송을 시도하는 사람은 없을 것이다. 아픈 사람이 좋아지리라는 마음을 가지고서 가볍게 손을 대는 것이다. 스스로에게 에너지 전송을 시도하는 경우도 마찬가지일 것이다. 어떻든지 가장 중요한 것은 우리가 실제 경험하지 않고서는 이러한 해답 역시 쉽게 이해하기 어렵다는 점이다. 시술자나 피시술자 모두에게 자기조절이란 반드시 필요한 법이다. 에너지 전송에 있어서 이는 생명력과도 같은 것이다.

에너지 전송 테크닉은 반드시 접촉의 미학만은 아니다. 단순히 접촉을 통해 에너지 전송의 효과를 불러오는 것만은 아닌 것이다. 시술자의 손이 잠재력을 통해 환자의 환부에 영향을 주는데 이런 영향의 매개체는 시술자의 손에 전기생리학적으로 존재하는 잠재력이다. 우리들의 생각도 강력한 에너지라는 것을 꼭 기억하자. 에너지 전송 테크닉은 생체전기 이론을 통해 어느 정도 설명되고 있다. 'V-spread'가 신비로운 것은 피시술자, 즉 환자가 의복을 완전히 껴입고 있는 상태에서도 그 효과를 어김없이 발휘하기 때문이다. 오랫동안 임상을 많이 한 뒤에 이론에 대한 심층적인 부분을 알기 위해서는 양자 물리학의 전문지식과 절대자에 대한 이해도 요구된다.

그 후, 리안은 몹시 만족한 생활을 하고 있다. 에너지 전송 테크닉이 엄청난 효과를 누릴 수 있음에 비해, 매우 단순한 동작을 요구하고 있다는 것을 알게 된 리안은 누구보다 열정적으로 에너지 전송 테크닉을 익히고자 하였다. 특별한 능력이 요구되는 것이 아니므로 리안 역시 주위 사람들을 위해 놀라운 경험을 만들어 냈다고 한다. 리안에게 에너지 전송 테크닉의 원리를 설명하는 내내 나는 흡족하였다. 이러한 힘이 바로 사랑의 힘이라는 생각이 들었다. 리안은 가족과 이웃들, 친지들을 위해 에너지 전송을 시도하면서 무엇인지 모를 기운 같은 것을 느끼게 된다고 말했다. 그 느낌을 리안은 어떻게 받아들여야 하는지 항상 내게 물어왔다. 리안이 물어올 때마다 나는 이렇게 말해 주었다.

"느낌은 정직한 사실이야. 리안이 느끼는 감성적 느낌을 이성적으로 이해하려고 애쓰지 말고, 자연스럽게 받아들여야 해. 그리고 리안의 손을 믿어야 하지. 리안의 손이 엄청난 일을 해내리란 믿음이 무엇보다 중요한 거야. 이성적으로 받아들이려고 하면 리안에게 잠재된 에너지가 아마 절반은 달아나버리지 않겠니? 손을 신뢰할수록 일어날 위험은 줄어들고 얻게될 천부적 재능은 배가(倍加)되는 법이거든. 이것이 에너지 전송 테크닉 시술자들의 자세라고나 할까……"

리안은 나의 말을 모두 알아들을 수는 없지만, 믿음의 가능성은 이해할 수 있었다고 했다. 리안의 대답은 명쾌했으며, 지금의 심정으로 리안의 뇌를 들여다 본다면 아마 엄청난 양의 도파민이 분비되고 있을지도 모른다고 나는 생각했다. 에너지 전송에 대한 믿음이 주는 신뢰적 효과는 우리들의 상상을 초월한다.

그리고, 1987년 10월 인도 다람살라에서 열린 '마음과 생명 연구회'에서 달라이 라마 스님은 정신 과학자들과 세미나가 있었다.

뇌의 가소성 가설이 인정되지 않은 시기이므로 인지과학자들은 뇌기능이 멈추면 의식도 사라진다고 믿어왔었다. 그러나 달라이 라마는 반대로 '마음이 뇌의 변화를 일으킬 수도 있지 않는가?' 라는 의문을 제시하면서, 이후로 뇌과학은 비약적인 진보를 거듭해 왔음을 말해 주었다.

리안의 경우처럼 머리를 부딪치면 통통 부어서 멍이 들고 아프게 된다. 그러나, 사람들은 뇌가 멍든다는 사실은 모르고 있다. 멍든 뇌는 수십년이 지나도 스스로 회복되지 못하며, 뇌내 교통체증의 원인이 된다. 이것이 만성두통의 원인이며 점차로 뇌기능장애와 노화를 촉발시키게 된다. 에너지 전송은 이러한 상황을 미리 해소시킬 수 있는 것이다.

7

노선생으로부터 나는 전화를 받았다. 그는 몹시 감격스러운 목소리로 내게 말했다.

"도저히 이해할 수가 없어요. 요즘 에너지 전송에 완전히 몰입했답니다."

"무슨 일이 있었던 겁니까?"

노선생의 목소리는 분명 들떠 있었다.

"이렇게 나 자신을 신뢰한 것은 제 생애 처음 있는 일이랍니다."

"축하드립니다. 에너지 전송은 그처럼 보이지 않는 힘마저 지니고 있답니다. 무엇보다 자신에 대해 놀라운 변화를 가져올 수 있는 잠재력을 지니고 있지요. 축구경기를 보면서 모든 국민이 TV화면에 승리의 V를 시도하는 날이 올 거예요!"

"과거의 일들을 생각하지 않기로 했어요. 오직 배운 것을 활용해 더 좋은 삶을 펼치려고 노력했던 것뿐이죠. 제가 너무 과분한 은혜를 입었던 것은 아닐까요? 은근히 두렵기까지 합니다."

"그런 말씀 마세요. 미래에 대한 희망찬 날들만을 떠올려 보세요. 과분한 은혜라고 생각하는 것은 자신의 존재를 부정하는 것이지요. 그냥 누군가를 위해, 그리고 자신을 위해 가장 소중한 무엇을 준다는 생각을 하면 마음이 한결 가라앉게 될 거예요. 아시겠죠?"

굳이 경험한 것을 구체적으로 묻지 않았다. 내게 에너지 전송을 전수받은 이들로부터 이러한 경험담은 수없이 들어왔으니까 말이다. 이제 자신의 남은 삶을 에너지 전송과 더불어 살 것이며, 내일은 오늘보다 좀더 나은 삶을 만드는 것이 소박한 자신의 희망이라 고백했다. 고등학교 교장선생님으로서 성실

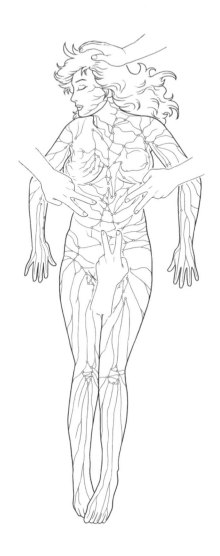

◀다수의 손 :복부경직, 소화불량
전신허약, 만성피로로
머리가 멍할 때

한 교육자인 노선생은 V-spread 에너지 전송을 배운 후 가끔 머리가 아프다는 학생들에게 에너지 전송을 시도했고, 통증을 감소시켜 주었을 뿐 아니라 그들의 부모에게도 에너지 전송의 비밀을 가르쳐주며 틈새 시간을 잘 활용한 경우이다. 인생에 있어서 변화는 자신이 어떻게 사느냐에 달려 있다. 노선생처럼 적극적인 날들이 하루하루 그를 변화시키고 있는 것처럼 말이다. 나는 기분이 상쾌해졌다. 물론 나로부터 에너지 전송을 전수받은 혹은 에너지 전송에 대해 듣고 시도하여 뭔가 깨닫게 된 사람들로부터 간혹 전화를 자주 받는데 그럴 때마다 가슴 깊은 곳에서 넘치는 에너지를 느낄 수가 있다.

사람들은 분명 변화한다. 더욱이 누군가를 위해 치료적 에너지를 제공한다는 것이 이들에게 커다란 자부심마저 선물한다. 눈에 보이는 선물보다 보이지 않는 내면의 선물이란 그 축복을 따지면 결코 값으로 매길 수가 없는 것이다. 항상 남의 도움을 받고 살았던 사람들, 이른바 인덕(人德)이 많은 사람들로서는 색다른 경험이 아닐 수가 없다. 누군가를 위해, 특히 누군가의 건강 문제를 위해 작은 힘이 되어줄 수 있다는 믿음은 자신에게 더없는 자긍심이 아니될 수가 없는 것이다.

　나는 노선생과의 전화를 끝내고 하루종일 지친 몸과 마음에 여유를 찾아주고 있었다. 거실에 놓여 있는 여러 개의 난초에 물을 뿌려주며 생명력에 대해 생각하고 있었다. 생명력이란 이처럼 정성을 통해 강력해지는 것이리라. 인간의 생명력 역시 몸과 마음을 살피는 정성을 통해 강력해지는 것이라고 스스로에게 말했다. 현대인들에게 시시때때로 찾아오는 갑작스런 통증의 문제나 질병의 문제, 이를 적절히 해결하지 못하게 되면 삶이 피폐해질 뿐만 아니라 전혀 다른 위험에 노출될 수도 있다.

　생각이 여기에 미칠 때, 나는 한 통의 다른 전화를 받았다. 평소 에너지 전송을 통해 알고 지내던 지인이었다. 지인의 목소리는 몹시 다급했다.

　"선생님, 우리 어머니가 위경련을 일으켰나 봐요."

　"어머니가 말예요?"

　"네, 몸에 열이 펄펄 끓어 해열제를 드렸는데 얼마 뒤에 어머니가 자지러지는 거예요."

　일단 지인을 진정시킬 필요가 있었다.

　"자, 심호흡을 하고 구체적으로 얘기해 봐요. 천천히……"

　"어머니가 악! 소리도 내지 못하고 몸을 이리저리 뒤트는 거예요. 내가 알고 있는 방법으로 감당할 수가 없습니다."

　"진정해요. 위급할수록 차분해야 해요. 위경련이라면 에너지 전송으로 충분히 가능해요."

　"그렇죠, 선생님? 구급차를 부르기에는 너무 어머니가 힘들어 해요, 지금."

　"그럼, 어서 시키는 대로 하세요. 남편 옆에 계시죠?"

　"네, 응급실로 가야 할지 망설이고 있는 중이예요."

　"그러지 마시고 이렇게 하세요. 지금 빨리 어머니의 횡격막 바로 밑에서 두

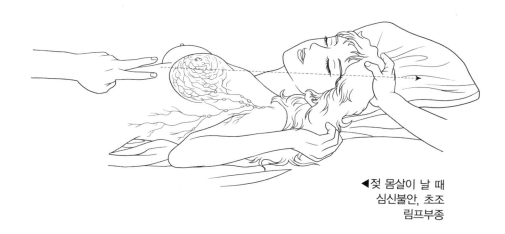

◀젖 몸살이 날 때
심신불안, 초조
림프부종

개골을 향해 에너지 전송을 시도해 보세요."

"네, 알겠어요. 지금 남편이 브이 스프레드를 쏘고 있어요. 말씀하신 방향을 향해서요. 저는 무엇을 도와야 할까요?"

"그럼, 가만 있지 말고 머리 정수리에 손을 가져다 대고 다른 손으로 경추 7번(목뼈 하단 부위)에 대세요. 제가 지난번에 말씀드린 포지션 앤 홀드 기법으로 한번 거들어 보세요."

"네, 선생님. 다시 연락 드릴게요."

나는 가슴이 두근거렸다. 지인의 어머니가 고통받는다는 생각을 하니 가슴이 아팠다. 그러나 에너지 전송을 통해 가볍게 문제를 해결할 수 있다는 믿음이 있었다. 나는 틀림없이 경쾌한 음성으로 전화가 다시 걸려오리라는 확신이 섰다. 아니나다를까, 전화를 끊고 30분 정도 지났을 때, 다시 전화가 걸려왔다. 그녀는 처음 경황없이 전화를 걸었을 때보다 더욱 흥분된 듯했다.

"선생님, 우리 어머니가 감쪽같이 나았어요."

"나는 믿고 있었어요. 어디 자세히 얘기해 봐요."

이제 마음이 놓여 전화를 받은 채로 헤이즐넛 커피를 탔다. 커피 맛도 좋았으며, 그녀의 말도 달콤하게 들렸다.

"말씀하신 대로 남편이 횡격막 아래에서 두개골을 향해 에너지 전송을 시도했어요. 저는 선생님이 시키신 대로 포지션을 하였구요. 그런데 30초, 20초, 10초 간격으로 반복되던 어머니의 통증이 차츰 간격이 길어지고 통증시간 역시 짧아졌어요. 20분 조금 지났을 때는 편하게 수면에 빠지는 것이었어요."

"정말 잘 하셨어요. 당황하지 않고 제게 전화를 주신 것은 정말 어머니를 위해 다행스런 일이었습니다."

"에너지 전송이 얼마나 놀라운 것인지 이제 정말 느낄 수 있을 것 같네요. 구급차를 불렀거나 어머니를 모시고 병원 응급실로 향했더라면 아마 구급차를 기다리고 응급실로 가는 동안, 수속을 하고 진료를 하여 처방이 내려지는 시간을 과연 어머니가 견딜 수 있었을까요? 정말 생각만 해도 아찔합니다."

"네, 이제 안심하고 편히 좀 주무세요. 남편한테도 애쓰셨다고 전해드리고요."

"고맙습니다, 선생님. 어머니가 정말 코까지 드르렁거리며 편안한 잠을 주무시고 있네요. 언제나 저의 수호천사가 되어주세요."

"천만에요. 수호천사는 에너지 전송이 되어주는 겁니다. 저는 그저 곁에서 응원하고 격려하면 되는 거예요. 정말 용기 있게 잘 대처해 주셨어요. 네, 그럼 편히 쉬세요."

지인과의 전화를 끊고 나는 마시던 헤이즐넛 커피를 천천히 입맛을 다시며 마셨다. 이처럼 좋은 소식 뒤에 마시는 커피의 맛은 음미할수록 향기롭다. 에너지 전송이 내게 주는 선물처럼 향기롭다는 생각이 들었다. 에너지 전송이 사람들 사이에 널리 퍼진다면 내가 즐겨 마시는 커피뿐만 아니라 고마움을 모른 채로 마시는 시원한 산소의 맛이 또한 달콤하게 느껴지지 않을까 싶다. 많은 사람들이 에너지 전송을 통해 통증에서 벗어나 순간순간 행복한 시간이 되기를 기대한다.

8

인생을 어떻게 살아갈 것인지는 우리의 태도에 달려 있다. 인간은 누구나 자신의 삶을 꾸려나갈 권리와 의무가 있다. 국민에게 알 권리 역시 중요하며, 에너지 전송이야말로 국민이 누구나 누려야 하는 알 권리이다. 행복해지고 싶고 성공하고 싶은 삶은 모두가 바라는 공통적인 관심사다.

작은 것에 믿음을 가지는 것이 중요하다. 보다 나은 미래를 위해, 혹은 지금 당장 나은 삶을 위해 믿는 마음은 매우 중요한 태도이다. 우리가 철저하게 계획을 세우지 못한다 하더라도 작은 믿음을 지니는 자세가 무엇보다 절실하다.

우리가 어떤 일이든지 희망을 갖고 시도하면, 혹은 긍정의 마음으로 일을 하고 살아간다면 반드시 그 목적을 이룰 수 있는 것이 세상의 법칙이다. 에너지 전송을 통해, 믿음을 지닌다면 바로 당장 신체에 발생한 문제들을 해결할 수 있는 절호의 기회가 될 것이라고 확신한다.

집중하고 몰입하라!

우리는 매사에 더 잘 이끌고, 더 잘 관리하고, 더 잘 도움을 주고, 더 좋은 친구가 되고, 더 좋은 사랑을 하게 되기를 바란다. 집중하고 몰입할 때, 물론 이러한 것들은 자신에게 축복을 가져다 준다. 에너지 전송을 통해 하나의 치유의 소망을 갖는다면 그렇게 하면 된다. 이러한 믿음이 우리에게 치유의 결과를 내려줄 것이라고 믿는다.

유선생는 이제 옛날과 달리 지혜롭고 친절한 날들을 살고 있다. 유선생에게 미래에 대한 새로운 희망도 생겼다고 한다. 삶의 종착지는 알지 못하더라도 미래를 설계해야 한다는 것을 유선생은 깨달았다는 것이다. 지금껏 살아오면서 미력했던 자신이 이제 누군가를 위해 무엇인가 베풀 수 있는 힘을 얻었다는 것, 이렇게 긍정적으로 변화하게 된 데는 오직 믿음이 존재했기 때문이다. 에너지 전송에 대한 투철한 믿음이 유선생의 삶을 이렇게 변화시키고 있는 것이다.

인생의 후반부에서 이런 삶을 열게 된 것을 아쉬워 했다. 좀더 일찍 깨달았더라면 좋았을 것을, 그러나 깨달음을 얻고서는 현재 역시 젊은 날들 못지 않게 중요한 것을 그가 모를 리는 없다. 유선생은 다른 사람들도 자신이 발견한 에너지 전송을 배워 자신 안에 잠재한 치유의 능력을 발견하도록 돕고 싶다고 했다. 그의 표정에서 행복감이 느껴졌으며, 새로운 삶에 대한 성취욕이 강렬하게 느껴졌다. 유선생은 이렇게 말했다. 성공이란 건강한 삶을 통해 이루어진다는 것, 나은 일자리를 찾고, 가족들과 즐거운 시간을 보내며, 직장에서 승진하고 싶어하고, 남보다 많은 재물을 축적하고 싶은 것, 하물며 남을 돕고자 하는 욕망까지 당연히 그 바탕에는 건강이 전제된다. 이러한 건강에 대해 자신이 개입할 수 있다는 것을 축복받은 일이라고 생각했다. 그의 경험담은 사소한 것 같지만 자신뿐만 아니라, 이웃과 친지들에게도 매우 의미있는 일임을 보여주고 있다.

어느 날, 유선생은 이웃들과 함께 저녁식사를 하게 되었다. 그날의 주제는 건강에 관한 것이 주를 이루었다. 유선생은 당연히 에너지 전송에 대한 얘기로 좌중들의 관심을 사로잡았다. 그런데 바로 옆집에 사는 젊은 청년의 고민거리를 듣게 되었다. 청년의 고민은 고환 주위의 심각한 통증이었다. 청년은 고환 주위의 근육에 발생하는 통증 때문에 몹시 힘든 날들을 보내고 있었다. 평소에는 괜찮더라도 가부좌를 틀거나 의자 위에 앉으려고 하면 소스라칠 정도의 통증이 느껴졌다. 비뇨기과를 찾았을 때, 전문의의 대답은 전혀 이상을 찾아볼 수 없다는 소견뿐이었다. 청년의 통증은 계속 진행되었고, 진단은 '이상 없음'으로 나왔다. 통증의 원인을 찾아내지 못했던 것이다.

유선생에게 원인은 중요하지 않았다. 전문의가 발견하지 못한 원인을 전문지식이 없는 그가 무슨 수로 찾을 수 있을 것인가? 그러나 청년의 얘기를 듣는 순간 유선생에게는 에너지 전송이 스치고 지나갔다. 청년에게 에너지 전송의 신비한 효과에 대해 다시 설명하고, 이튿날 청년의 집에 방문해서 에너지 전송을 시도했다. 검지와 중지로 V자를 만들어 통증이 심하던 고환 주위에 에너지 전송을 시도했던 것. 질병의 원인은 몰라도 해결법은 알고 있는 것이다.

유선생의 감각에 의하면, 청년의 통증 부위가 다른 부위에 비해 매우 딱딱한 느낌이 들어 집중적으로 통증 부위에 권총을 쏘듯한 자세로 브이를 쏘았다. 30여 분 정도 시도했을 것이다.

단단한 부위가 차츰 부드러워지는 것을 느꼈으며, 통증이 줄어든 느낌을 받았다. 청년은 사무실에서 업무를 보다가 가만히 가부좌를 틀어보았다. 그런데 놀랍게도 지난번에 소스라치게 놀라던 통증은 나타나지 않았다는 것이다. 유선생은, 청년의 통증 부위가 억눌려서 수축되었기에 통증이 오게된 것이 아닐까? 하는 생각이 들었다고 했다.

어쨌거나 유선생은 청년의 통증을 해결해 주었다. 청년에게 에너지 전송의 원리를 자신이 들었던 대로 설명해주었다. 청년에게 기본동작을 가르쳐주면서 몸소 시범을 보여주었다. 청년 역시 에너지 전송을 신뢰하게 되었다고 했다.

유선생은 이런 얘기를 자랑스럽게 들려주었다. 나는 재인으로부터 처음 받게된 소중한 어떤 것처럼 유선생에게서도 같은 느낌을 받은 셈이었다. 에너지 전송을 시도할 때 반드시 당부하고 싶은 말은 문제 부위를 확인하고 V를 쏠 방향을 잡았다면 이제 강력한 긍정의 상상력을 통해 에너지 전송을 하라는 점이다.

상상력을 불어 넣을 때, 지금 자신이 에너지 전송을 시도하고 있는 그 부위가 어떤 조직이며 어떤 기능을 하고 있으며, 어떤 조직과 어떻게 상호작용을 하는지 생각한다면 더욱 효과가 뛰어날 것이다.

에너지 전송은 누군가를 신뢰하는 바탕이 된다. 믿음이 존재하지 않는다면 에너지 전송은 크게 의미가 없을 것이다. 따라서 현재 자신의 삶에 변화를 주고자 한다면 에너지 전송을 누군가에 시도하면 어떨까? 누군가를 사랑하고 누군가를 그리워하고 누군가를 이해하고 싶다면 에너지 전송을 시도하는 것이 커다란 보탬이 될 것이다. 누군가의 마음을 움직이는 것도 중요하지만 먼저 자신의 마음을 움직이는 것이 중요하다. 에너지 전송은 원격치유도 가능할 것이다. 우주는 서로 통해 있기 때문이다.

에너지 전송은 내가 마음을 움직여야 한다. 자신의 마음을 움직여 우리는 누군가에게 치유의 축복을 베풀 수가 있다. 마음이 간절하면 축복을 줄 수도 있고, 받을 수도 있다. 에너지 전송은 소중한 관계를 만드는 놀라운 방법이다. 상호의지와 접촉을 통해 새로운 관계의 형성이 시작된다. 현재보다 더 나은 미래를 원한다면 에너지 전송을 시도하라. 에너지 전송을 통해 맛보게 되는 놀라운 치유의 효과처럼 우리의 인생에서도 놀라운 변화의 계기가 될 것을 확신하는 것은 우리 자신의 선택에 달려 있다.

9

항상 활기찬 모습이다. 재인을 다시 만났다. 내게 많은 메모들을 보여주었다. 에너지 전송 테크닉을 받아들인 뒤, 불과 몇 개월 만에 경험한 것들이 메모에 가득 들어 있었다. 에너지 전송이 배려한 선물이라 생각했다. 내가 지난 날 경험한 것들을 재인도 경험하는 것이었다.

"선생님, 이런 느낌을 받았는데 맞나요?"

"그런 물음이 어딨어? 본인이 느낀 것은 본인이 부여받은 감각이야. 우리는 에너지 전송 테크닉을 하는 동안 엄청난 경험을 하게 된다고 했잖아? 그러니까 일정하게 어떤 느낌이라고 정해진 것은 없단 말이지…… 그만큼 다양한 느낌의 가능성이 열려 있는 거야."

"이해할 수 있어요. 지난 번에 말씀하신 브레인 디자인을 생각하면서, 에너지 전송을 하는 동안 저도 그런 생각이 들었어요. 제가 가장 먼저 느꼈던 것은 온 몸 깊숙한 데서 마치 용광로처럼 펄펄 끓는 듯한 느낌이었어요. 또한 시간이 흐른 뒤엔 냉각되어 차가운 느낌이 들었어요."

"맞아. 숙련된 시술자가 아니라도 그런 느낌은 금새 느낄 수가 있지. 대개 아픈 부위에 'V-spread'를 쏘아주기 때문에 강한 통증과 더불어 휴즈를 흘러 가는 듯이 낮은 전기에서부터 높은 전기까지 다양한 느낌들이 반복되지."

문제가 심각한 부위에는 5분 정도면 이러한 반응들이 일어났으며, 고질적인 문제의 부위에는 20여 분 이상을 경과해야 반응이 나타나곤 했다. 바로 이런 경험을 했던 모양인데 나는 그가 기특하다는 생각이 들었다. 믿음이 강할수록 이런 느낌의 정도 또한 다양하며 빠른 시간 내에 경험할 수가 있다.

"때로는 시냇물이 졸졸졸 흐르는 듯한 느낌을 받았어요."

"흔한 느낌 가운데 하나란다. 낮은 전기가 마치 유유히 흘러가는 느낌이 들지. 아마 손바닥이 간질간질한 느낌 역시 받았을 거야."

"맞아요. 약간 얼얼한 느낌이 들던걸요. 그러다가 삐죽삐죽한 느낌이 들기도 했어요."

분명히 에너지 전송 테크닉으로부터 느꼈던 것들을 말하고 있었다. 이러한 느낌들을 메모지에 적어 두었던 모양으로 메모지를 넘겨가면서 말을 이었다. 이러한 습관들은 처음 접한 사람들에게 대단히 유용한 일이다.

"한 번은 여러 개의 바늘이 제 손바닥 전체를 계속 찌르는 듯한 느낌을 받았어요. 한 부위에 집중적으로 바늘이 꽂히는 느낌이 들 때는 몹시 아파서 저절로 손을 떼게 되었지요."

이러한 통증은 결코 여기서 멈추지 않는다는 것을 나는 경험을 통해 알고 있었다. 통증이 마치 벌레처럼 스멀거리며 팔꿈치로 올라가는 것이다. 어깨를 타고 올라가 머리 전체로 퍼지는 경우도 만나게 된다. 이럴 경우, 일시적이지만 시술자에게 두통을 유발시키기도 한다.

나는 재인보다 훨씬 강렬한 경험을 했던 적이 있다. 바늘이 아니라 훨씬 크고 강렬한 칼 같은 것이 깊숙이 찌르고 가는 느낌 말이다. 그 당시에는 '마치 찌르는 것처럼'이 아니라, 정말 '찔리는 것'처럼 느꼈던 것이었다. 그때의 고통이란 이루 말할 수가 없다. 겪어보지 못한 사람은 이해하기가 어려울 것이다. 장자의 여름새가 어찌 얼음을 알겠는가.

"정말 훌륭해. 네가 제대로 에너지 전송을 시도한 거야. 그런데 너에게 들려주고 싶은 나의 경험은 말이야, 감히 상상하기 어려운 것이었어."

"선생님, 정말요? 어서 얘기해 주세요. 선생님과 제가 마치 이야기 대회에 나온 선수 같은 생각이 들어요."

"그렇구나. 너의 얘기도 결코 지루하지 않는데…….그럼 들어 봐."

에너지 전송에 대한 관심이 깊은 탓에 지나간 경험담을 들려주었다. 재인은 나의 경험을 자신의 메모장에 메모하는 것을 잊지 않았다.

"환자의 고통이 내게 직접 전달되는 경험을 했어. 이상하게도 피시술자의 아픈 부위와 같은 부위에 통증이 느껴지는 거야. 두통이 심한 환자였을 거야. 내가 온 힘을 다해 에너지 전송을 시도했지."

말없이 빙긋 웃었다. 하나의 주제로 공감대를 갖는다는 것은 친밀해지는 방법인지도 모른다. 눈을 똥그랗게 뜨고 나의 말을 재촉하면서 메모지에 연신 긁적거렸다. 나는 계속해서 경험담을 늘어놓았다.

"놀라운 점은 말이야. 내가 마치 신들린 사람 같다는 말이지. 무슨 말이냐 하면, 내가 마치 점술사가 되는 기분이란 말이야. 어느 부위에 에너지 전송을 시도하는 중에 위가 조여온다든지, 심장이 쿡쿡 쑤신다든지 하는 느낌들을 받는 거야. 피시술자와 이야기를 해보면 틀림없이 위에 문제가 있고, 심장에 문제가 있다는 사실을 확인하거든. 생명 에너지장의 공명현상을 몸으로 느낄 수가 있는 것이지. 옛날에는 과학적인 설명이 안되니까, 두렵게 생각하고 경외시한 것이지."

나는 이런 경험들이 무수히 많다. 이러한 경험들을 모두 들려줄 생각은 없다. 나처럼 열정을 가지고 에너지 전송을 하다보면 나보다 훨씬 많은 경험들을 하게 되리라고 믿기 때문이다. 미리 귀뜀해 줌으로써 앞으로 일어날 것들을 의식적으로 제약하는 것은 바람직한 태도가 아니다.

피시술자의 무릎통증이 내게 전해지는가 하면, 쇄골을 망치로 두들겨 맞는 듯한 통증을 느끼며, 다양한 부위의 문제들이 몸속에서 재현된다. 이러한 현상은 대개 피시술자의 통증이나 문제있는 부위를 해결하는 과정의 하나로 생각해도 틀리지 않을 것이다. 에너지 전송 시도 후에 피시술자의 문제는 대개 호전되거나 완전히 해결되는 것을 볼 수 있다. 나에게 전해져 오는 이러한 통증은 생각해 보면 상대와 교감하며 나누게 되는 공명현상이 분명하다고 본다. 내가 받는 통증은 피시술자와의 접촉 시에 느낄 수 있는 일시적 현상이기 때문이다. 간혹 이런 경우는 10초 안에 트림과 함께 방출되는 경우가 허다하다.

이러한 경험들을 통해 주위 사람들과의 관계 역시 몰라보게 달라졌다. 세상이란 관계 속에서 지속되고 모든 일은 인간의 관계 속에서 형성되고 있다. 재인 역시 지금보다 미래에 만나게 되는 모든 관계들이 더욱 성장하고 발전할 것이라 믿고 있다. 다만 에너지 전송 테크닉은 치료의 문제뿐만 아니라 인간의 궁극적인 관계의 문제, 존재의 문제에 대해 다시 생각하게 해주는 것이 분명한 것이니까.

우리는 어떤 문제에 직면할 때 혼자서 해결하려고 하면 안된다. 질병의 경우, 인체에 문제가 있는 경우에는 더욱 그렇다. 병은 주위에 알려야 고칠 수 있다는 말이 있다. 에너지 전송 테크닉이야말로 이런 분들에게 직접적으로 영향을 줄 수 있는 유익한 테크닉이 아닐 수 없다.

어린 시절의 교통사고, 충돌사고, 구타 등으로 물리적 충격이 있었거나, 약물중독·과다복용, 정신·심리적 장애, 스트레스 지속으로 뇌의 혈액공급과 척수액의 율동적 리듬에 지장이 생겼다면, 우리의 뇌는 서서히 멍들어 가게 된다. 이 경우 두개골은 딱딱하게 경직되고 빵빵한 풍선처럼 두개 내압이 상승된다. 한 번 상처 받은 뇌는 외부의 도움 없이는 서서히 망가져 가게 되는 것이다. 보기에는 멀쩡한데 속은 멍들어 가고 있는 중이다. 첨부한 사과 사진처럼 말이다.

건강하고 행복한 미래를 원한다면 에너지 전송을 배우고 익힐 필요가 있다. 누군가를 사랑하고자 하고, 누군가에게 사랑받고자 하면, 거기에 필요한 것은 단연 에너지 전송일 것이다. 단지, 여기에서 남녀간의 육신의 사랑을 말하는 게 아니라, 무한한 우주의 사랑을 말하는 것이다. 모든 문제를 바꿀 수 있는 보이지 않는 잠재력을 에너지 전송은 충분히 지니고 있는 듯하다. 이런 경험은 오래전부터 가슴속에 자리잡은 것에 불과하다. 나는 영원히 에너지 전송을 믿고 따를 것이다.

에너지 전송에서 소중한 교훈을 배우기 바란다. 나를 아는 모든 분들에게 이런 메시지를 선물하고 싶다. 직장의 문제에 봉착한 사람들, 이성친구의 문제, 인간 상호관계의 문제, 인간 존재성 혹은 정체성의 문제에 자신이 없다면 에너지 전송을 익혀 시도해 보는 것도 유익할 것이다. 실천하는 마음은 그 순간에 무엇인가 충분한 특별한 재능을 선물하리라는 것을 믿기 때문이다.

한번 충격을 입은 뇌는 스스로 회복되지 않는다!

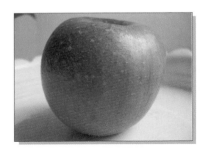
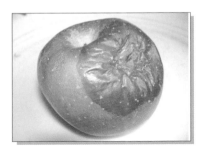

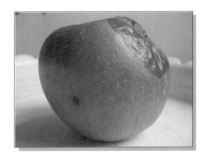
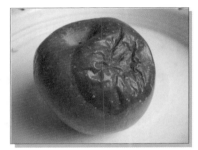

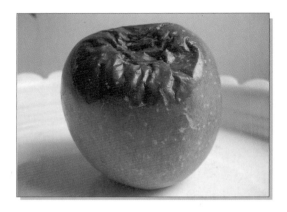

10

　재인이 유미와 함께 식물원에 놀러간 것은 지난 주말, 식물을 좋아하는 유미를 위해 재인이 마련한 기회였다. 식물원은 꽃들이 활짝 피어 있었으며, 벌과 나비들이 시샘을 재촉하듯 꽃들 사이로 날아들었다. 이제 자기 부모보다 나를 더 좋아하게 되어버린 재인으로부터 함께 동행하지 않겠냐는 제의를 받고 모처럼 시간을 내서 동행하였다.

　유미가 꽃을 보고 탄성을 내질렀다.

　"어머 이 꽃 좀 봐, 방아꽃이야!"

　이렇게 야외에 나오니 따뜻한 햇살에 세상이 달리 보였다. 내가 처음 에너지 전송을 접하던 때의 느낌처럼 그렇게 색달라 보였던 것이다.

　방아꽃의 향기가 좋았던지 벌과 나비들이 몰려들었다. 나비들은 너울너울 춤사위를 자아냈으며, 벌들은 윙, 윙 소리로 나비들의 춤사위에 장단을 맞추는 듯했다. 구경꾼들이 이런 광경을 휴대폰에 담으려고 앞을 다투었다. 그런데 바로 그때, 방아꽃 주위에서 윙,윙거리며 벌 한 마리가 뱅뱅 돌더니 휴대폰을 내밀던 유미의 손바닥을 쏘고 달아나버렸다. 유미의 입속에서 아얏! 하는 날카로운 외침 소리가 흘러나왔다.

　유미의 손바닥이 뻘겋게 충혈되며 부어 올랐다. 유미는 심한 고통을 호소했다. 재인이 유미의 손을 잡고 입으로 호,호 불어보며 애를 썼지만 통증은 가시지 않았다. 나는 반사적으로 에너지 전송을 할 생각을 했다. 우리는 후박나무가 우거진 그늘에 앉아 에너지 전송을 시작하였다.

　"선생님, 정말 괜찮은 아이디어예요."

　"아이디어라기보다 이제 생활 속의 건강 테크닉이라 불려야 옳을 거야."

나는 손가락으로 V를 만들어 벌에 쏘인 유미의 손바닥을 향해 에너지 전송을 시작했다. 재인이 이런 장면을 휴대폰 카메라에 담고 있었다. 유미의 고통이 점점 사라지는 느낌이었다. 7분 정도 경과했을 때, 나보다 재인이 흥분한 모습으로 소리쳤다.

"선생님, 보세요. 부어오른 데가 꺼져들었어요. 유미야, 지금 어떠니?"

"통증이 사라졌어요, 선생님. 정말 신기하네요."

"유미야, 정말이야? 정말 아프지 않아?"

재인의 다그치듯한 물음에 유미가 몇번이나 고개를 주억거렸다. 그러나 나는 별로 놀라지 않았다. 이 정도의 일은 결코 놀랄 만한 경우가 아니라고 생각했다. 그동안 경험한 에너지 전송의 놀라운 효과란 감히 상상할 수가 없었으니까. 하지만 벌에 쏘이고 나서 에너지 전송을 직접 시도한 것은 처음이었다. 그럼에도 놀랍지 않은 것은 에너지 전송이야말로 실생활에 적용할 수 있다는 생각 때문이었다. 우리가 생활 속에서 신체와 관련해 난처한 상황이나 골치아픈 경우를 만날 때, 가볍게 시도하여 놀라운 효과를 볼 수 있는 것은 에너지 전송 테크닉이 유일하다고 생각한다.

유미의 통증이 완전히 사라졌을 때, 우리는 유미의 손바닥에서 벌침을 발견했다. 끝이 뾰족한 벌침이 바깥으로 빠져나왔다. 나는 벌침을 처음 만져보았다. 벌침이 이토록 빳빳한 것은 처음 느껴 보았다. 자신을 위험으로부터 지키기 위해 벌은 이토록 단단한 침을 제 몸 속에 간직하지 않으면 안 되는구나, 나는 괜한 생각까지 하고 있었다.

"선생님, 벌침에 손바닥을 쏘였을 때는 혼자서도 충분히 자가치료를 할 수 있겠어요."

"벌침뿐만 아니라 다양한 경우에 셀프치료가 가능하겠지. 우리가 빨리 이런 놀라운 에너지 전송 테크닉을 사람들한테 보급시키는 일이 그래서 중요한 거란다."

"예, 믿어요 선생님. 아마 잘 될 거예요."

자신에게 부여된 능력을 발견하는 일은 매우 중요한 법이다. 그런데 에너지 전송의 경우, 특별히 누구에게 부여된 능력이 아니라는 점, 우리는 이런 사실을 주지할 필요가 있다.

나는 그날 이후, 생활 속의 셀프치료를 많은 사람들에게 알려야 하겠다는 생각을 했다. 사람이 아파 다급하고 당혹스러울수록 에너지 전송 테크닉의 중요성을 다시금 깨닫게 해주리라 생각한다. 비슷한 치료기법들은 이미 동서양의 전통의술로 전래되어 온 것이다. 왜 치유효과가 있는지 알지 못했을 따름이다. 과학적인 증명을 못하니, 신에게 의지한 것이다. 종교의 안수 기도 시술도 마찬가지이다. 우리나라 사람들 모두가 치료사가 되는 꿈을 꾼다. 정말로 행복한 꿈이다.

나는 에너지 전송 테크닉에 대해 여러 날들, 아니 여러 해를 생각해 오면서 지난 시절의 기억을 떠올리게 되었다. 할머니께서 내가 어린 시절 배가 아팠을 때, 아픈 배를 어루만지며 손을 가져다 대고 있자 씻은 듯이 나은 것은 아마 할머니의 동작이 지금 내가 말하고 있는 V의 동작이 아니었을까?

예나 지금이나 표현은 달라도 생활속에 전해 내려오는 삶의 모습은 크게 다르지 않다는 생각을 하게 된다. 식물원에서 집으로 돌아오던 길에 재인이 내게 이렇게 물었다.

"선생님, 에너지 전송은 마치 조건반사 같다는 생각이 들어요."

"조건반사 같은 거라기보다 무조건 반사라는 편이 옳을 거야. 우리가 에너지 전송을 시도할 때마다 본능적으로 효과를 가져오니까 말이야. 효과를 가져온다는 것은 에너지 전송 부위에 분명히 어떤 변화를 가져왔다는 것 아니니?"

"아, 그렇군요. 생각해 보니 조건반사는 어떤 조건에 반응하다가 나중에 조건을 부여하지 않아도 반응을 하게 되는 것이니까 에너지 전송과는 다른 차원에서 이해하는 것이 맞겠네요. 선생님 말씀처럼 어떤 동작에 본능적으로 반응한다는 무조건 반사에 비유하는 편이 훨씬 적합하겠어요."

"생체 내에서는 계속적으로 전기가 생성되고 있지 않니? 우리가 생물의 전기현상을 활용하는 것을 생각해 보면 이해하는 데 어렵지는 않을 거야. 심전도나 근전도 혹은 뇌전도 등은 모두 생물전기현상을 이용해서 심장이나 근육 혹은 대뇌의 기능을 측정하는 방법이란 것을 생각하면 같은 맥락에서 이해할 수 있겠지. 기-에너지의 소통이라고도 생각할 수 있지. 보는 관점의 차이란다. 통즉불통, 불통즉통(通卽不痛, 不通卽痛)이지…….”

생체는 외부에서 자극을 보내면 반드시 반응을 보이는 법이다. 이는 지극히 단순하며 자연스런 이치에 속한다. 에너지 전송을 시도하면 반드시 반응을 보여오는 솔직함이란 바로 자극과 반응의 원리와 같은 것이다. 간혹 커뮤니케이션 학자들 사이에 이렇게 자극과 반응을 활용하여 미디어의 효과를 고찰하고자 하는 경향이 있는데 이 역시 에너지 전송 테크닉의 방법과 같은 맥락일 것이다.

중요한 것의 하나는 전위차(電位差)가 존재한다는 점이다. 세포막의 안과 밖은 전기적 에너지에 차이가 있다. 다시 말해, 에너지의 힘이 다르다는 점이다. 정상적인 세포막의 바깥쪽은 세포막의 안쪽보다 전기를 발생할 수 있는 에너지 즉 힘이 높게 나타난다. 따라서 우리가 에너지 전송을 시도할 때, 문제 부위의 세포막 안쪽의 높은 생체전위가 방출되는 것을 도움으로써, 비정상 상태에서 세포들이 안정화 전위 상태를 빨리 유지하도록 하여서 치료의 단계에 이르는 것으로 생각할 수가 있다. 이러한 에너지는 따뜻한 물이나 뜨거운 화력(火力)을 이용한 것과는 다르다. 인체에서 발생하는 자연스런 에너지, 다시 말해 부작용이 결코 유발되지 않는 생체에너지라는 특성이 있기에 에너지 전송 시도가 탁월한 효과를 가져오는 것이 아닐까? 암환자 치료에 사용되는 인위적인 방사선 치료와는 근본적으로 차원이 다른 생체에너지 치료법이라 할 수 있겠다.

11

플라자 쉼터에서 재인과 유미가 나를 기다리고 있었다. 다른 날과 달리, 이들의 표정은 사뭇 심각한 모습이었다. 나는 건강에 관한 얘기를 하려고 나를 찾는다는 점에서 이들에게 대견스러움을 느꼈다.

"오늘은 어떤 문제를 가져 왔니?"

"선생님, 유미의 엄마를 한 번 만나주세요."

재인의 대답은 뜻밖이었다. 나는 잠시 턱을 쳐들면서 당혹스러움을 느꼈다.

"선생님, 진작 말씀드리려고 했는데 늦었어요."

"그래, 유미 엄마한테 무슨 문제가 있는 거야?"

"네, 선생님. 그래서 이렇게 뵙자고 했던 거예요."

나는 이들로부터 유미의 어머니에 대한 얘기를 전해들었다. 유미의 어머니는 2년 전의 교통사고 이후 정신적 충격에서 아직도 벗어나지 못하고 있다고 말했다. 이러한 정신적 충격으로 악몽을 꾸는가 하면 항상 불안하며 우울증까지 겹쳤다는 것이다.

"외상후 스트레스장애(PTSD)를 앓고 있는 거야. 멍든 뇌를 기억하지."

"맞아요. 들어본 기억이 있어요. 근데 이런 경우에도 에너지 전송을 통해 치유가 가능할까요? 저는 충분히 가능하다고 믿는데……."

재인의 에너지 전송에 대한 믿음은 몹시 컸다. 유미의 어머니에 대한 문제를 에너지 전송을 통해 도움을 주려는 이들의 마음가짐이 가상하게 여겨졌다.

"당연한 일이지. 실은 외상후 스트레스장애(PTSD) 같은 질병으로 엄청난 사람들이 고통을 당하고 있는 것이 오늘의 현실이야. 그런데 물리적 충격의 후유증이 정신적 문제로 비약하여 발생하는 경우 뾰족하게 치료할 방법이 없다는 것이야. 에너지 전송 테크닉은 이처럼 어려운 경우에도 해결이 가능한 방법이지."

"저도 그런 생각이 들었어요. 어제 밤새 고통스러워 하는 유미 엄마를 보고 유미와 상의한 끝에 선생님을 이렇게 뵙게 된 거예요. 에너지 전송이라면 충분히 기적 같은 일이 일어나지 않을까 싶었어요."

"음, 기적이라 할 수는 없지. 기적은 일어날 확률이 거의 없는 상태에서 일어나는 것 아니니? 하지만 에너지 전송은 거의 동일한 결과를 보여주기 때문에 기적이랄 수는 없지. 일종의 놀라운 치료법이라 할 수 있지 않을까?"

나의 말에 이들은 무척 좋아했다. 나는 이런 종류의 문제를 에너지 전송을 통해 해결한 다양한 임상을 지니고 있다. 따라서 유미 어머니를 만나지 않더라도 이들에게 에너지를 쏘는 위치만 정확히 지적해 주면 충분히 효과를 볼 수 있음을 미루어 짐작할 수가 있었다.

"내가 유미 엄마를 만나지 않아도 될 듯 하구나. 너희들이 한번 시도해 보렴. 대신 내가 손의 접촉점과 V를 쏘는 위치를 지적해 줄게. 간단한 그림을 그려서 메모하도록 해라."

"선생님, 그림이라면 제가 자신 있어요. 말씀해 보세요."

"좋아. 먼저 인체의 머리 부위를 그린 다음……."

지시에 따라 유미는 열심히 인체의 머리 부위를 그려 나갔다. 재인은 나의 말을 메모지에 적고 있었다.

"머리를 그린 다음에 그 머리와 인체의 목뼈를 연결시켜 보아라."

"목뼈를 경추라고 하지요?"

내가 고개를 끄덕이자 유미의 손놀림이 바빠졌다. 유미는 인체에 대해 지식은 없지만 인체의 머리 부위를 제대로 그렸으며, 머리와 연결된 목뼈를 짙게 그려 넣었다. 나는 유미의 그림이 어느 정도 완성되었을 때, 천천히 설명을 이어나갔다.

"한쪽 손을 두정(=정수리) 부위에 얹어야 한다."

나는 재인의 두정부에 직접 손을 얹으며 설명했다. 내가 제시한 위치를 유미가 자신이 그려놓은 그림에다 표시했다.

"다른 손은 목뼈(=경추) 부위에 브이를 쏘도록 해야 한다."

나는 재인의 목뼈에 손을 가져다 대면서 브이를 만들어 쏘는 시늉을 지어보였다. 유미는 아주 자세히 관찰한 다음 그림에 손의 위치를 표시했다.

"주의할 점이 있어. 보통 에너지 전송에서 V를 쏘는 자세는 검지와 중지이지만, 이 경우 엄지와 검지를 가지고 브이를 만들어야 한다. 자 보렴, 엄지와 검지를 활짝 벌려서 목에 끼워넣는 방식이 되어야 한다는 말이지."

목뼈를 엄지와 검지로 접촉하며 두정부를 향해 앉아서 혹은 서서 에너지 전송을 시도하면 된다. 이러한 테크닉은 병명이 정확하지 않으면서 나타나는 통증, 장애 등의 경우에 효과적인 방법이다. 홧병이나 우울증 등등 원인 모를 다양한 정신적 질병 등은 이런 테크닉을 통해 큰 효과를 볼 수 있음이 임상을 통해 증명되고 있다. 현대의학으로 설명하기 어려운 질병의 유형에 획기적인 치료 방법이라 할 수 있다.

재인과 유미가 이러한 방법으로 에너지 전송을 시도한 결과, 유미의 어머니는 몹시 호전되었다고 했다. 처음에는 이들의 방법을 외면하며 무시하려고 하였지만, 이제 유미 어머니가 더 에너지 전송을 해달라고 서두를 정도라고 했다. 이런 경우의 임상들이 많기 때문에 믿음을 가지고 에너지 전송을 시도하면 이런 문제는 시간 문제밖에 되지 않는다는 점을 나는 확신하고 있다.

재인이 전화를 걸어와서 이렇게 물었다.

"근데 선생님, 어째서 외상후 압박장애 같은 질병에 두정골에 접촉하고 경추 부위에서 V를 쏴야 하는 거예요?"

"글쎄, 어려운 질문이구나. 굳이 설명하자면 두정골 부위에서 일정 종류의 인식작용에 관여하고, 감각의 수용 등의 능력을 지니고 있기 때문이 아닐까? 경추(=목) 부위에 에너지를 쏘아서 두정골의 활성화를 유도할 수 있다는 점도 있고 말이야. 다양한 장애의 문제에 두정골이 영향을 끼치고 있다는 반증도 되겠지? 머리의 두정 부위에는 운동영역과 감각영역이라는 부위가 있어서 외부입력 신호에 반응을 하게 되지. 너희들은 아직 잘 모르겠지만, 중풍이나 뇌경색 예방에도 이러한 기법은 탁월한 효과를 보인다는 임상이 나와 있어. 언어의 문제와 관련해서도 십중팔구 두정골의 문제와 연관이 있다는 것은 이미 의학적으로 입증된 것이고 말야."

"아무튼 선생님, 정말 대단한 일이예요. 에너지 전송을 접하고 정말 새로운 세상을 살고 있다는 느낌이 들어요. 제 주위만 해도 질병으로 고생하는 사람들이 너무 많아요. 이런 간단한 테크닉을 통해 이들이 치유되기를 바랄 뿐이죠."

"그건 나도 마찬가지야. 그럼, 다음에 또 보자. 정말 이렇게 믿고 따라 주어서 고맙다."

"아뇨, 선생님. 제가 더 고마운 걸요. 선생님이 아니면 지금 제 인생은 얼마나 고통 속에 떨고 있을지 상상할 수도 없을 겁니다. 늘 건강하세요."

많은 사람들이 자신의 문제, 가족의 문제, 동료의 문제들을 에너지 전송이란 간단한 테크닉을 활용해 해결할 수 있는 계기가 된다면 더없는 기쁨일 것이다. 그들이 누구인지 모른다 해도 보람된 일이기 때문이다. 나는 재인에게 손의 위치를 선정한 원리를 정확히 설명했는지 스스로에게 물었다. 에너지 전송의 절대적인 원리란 있을 수가 없다. 긍정적인 믿음으로 이렇게 놀라운 일들이 일어날 뿐이다. 정말 놀랍고 대단한 에너지 전송 테크닉이다.

12

　유미의 친구 진아가 왼쪽 다리를 접질렀다. 목욕탕에서 미끄러져서 십자인대를 다치게 되었던 것이다. 무릎과 발목이 퉁퉁 부어올랐다. 인근 병원에 가서 물리치료를 받고 주사를 맞았다. 며칠동안 병원을 찾아다녔다. 그러나 통증은 사라지지 않고 붓기는 더욱 심해졌다. 병원을 가기 위해 걷는 일조차 힘이 들었을 정도였다. 기다리며 접수하던 시간들을 들여 얻은 결과는 탐탁치 않았다.

　재인과 유미는 진아에게 에너지 전송에 대해 설명해 주었다.

　"진아야, 밑져야 본전이야. 우리가 한번 에너지 전송을 시도해 보면 안 되겠니?"

　"흥, 맨손으로 너희들이 뭘 할 수 있겠어? 병원에 가야지."

　진아는 재인과 유미를 비웃어버렸다. 재인이 에너지 전송을 통해 절뚝이던 다리의 문제를 해결하고, 유미 역시 귀의 통증을 해결했음에도 진아는 이들의 말을 곧이 듣지 않으려고 했다. 그러나, 진아의 왼쪽 다리로는 도저히 체중을 지탱하지 못할 정도가 되었다.

　"병원에 그렇게 다녀도 뾰족한 수가 없잖니? 그러니까 눈 딱 감고 한번 받아 봐."

　이렇게 진아를 설득한 끝에 재인과 유미는 에너지 전송을 시도하게 되었다. 결과부터 말하면 대만족이었다. 포지션을 보면, 왼손은 슬개골 안쪽에 컵 모양을 만들어 대고, 오른손은 복숭아뼈 아래쪽에서 상부를 향해 V자 모양을 했다.

　재인과 유미가 진아와 에너지 전송을 하던 중에 나눈 대화를 옮기면 다음과 같다.

재인 : 느낌이 어떠니?

진아 : 스르르 통증이 오는 것 같아.

재인 : V를 쏘자마자 강한 통증이 느껴졌어.

진아 : 아픈 쪽에서 무슨 쇠붙이 소리가 들리는 것 같은데 내가 환청을 듣고
있는 거니?

재인 : 아냐, 결코 환청이 아냐. 지금 네 몸에서 전기가 방출되는 것 같은
데…….

진아 : (20여분 뒤쯤) 어머, 찌르르.……. 쯔츳!

재인 : 그런 소리가 들렸어?

진아 : 그래. 크게 한 번 그런 소리가 들렸어.

재인 : 아픈 부위가 치유되고 있다는 반증일 거야.

진아 : 정말 대단하다. 어머, 다시 똑같은 소리가 반복되는 것 같은데!

이번에는 유미가 진아에게 에너지 전송을 시도했다. 유미와 진아가 에너지
전송 테크닉 시도 중에 나눈 대화의 내용은 다음과 같다.

진아 : 연속적으로 지금 통증이 방출되고 있어. 아아…….

유미 : 나도 그래. 지금 V를 하고 있는 오른손의 손목에서 엄청난 통증이 느
껴지고 있어. 김선애 선생님이 그러시는데 피시술자와 동시에 시술
자도 느낄 수가 있다고 하더라. 환자가 잘 못 느끼는 것은 보통이래.

진아 : 욱신욱신하면서 얼얼한 통증이 느껴지고 있는데, 엄지발가락은 완전
히 냉동실에 처넣어진 것처럼 얼음기가 느껴져.

유미가 진아에게 에너지 전송을 시도한 시간은 30분이었다. 이번에 다시 재
인이 에너지 전송을 시도했다. 유미가 좀전에 느끼던 격한 통증을 재인은 느

끼지 않았다. 간헐적으로 미미한 통증이 일어나면서 전기가 약하게 느껴졌다. 재인은 시원하다는 느낌이 들었다. 이런 느낌은 약 30분이 지난 뒤에 진아에게도 나타났다. 한참 뒤에 모든 반응들이 사라졌다. 냉기가 방출되는 것은 계속되었다. 진아의 기분이 상쾌해졌으며, 통증 부위가 시원하다는 느낌이 들었다.

이렇듯 에너지 전송의 결과, 진아의 붓기는 많이 사라졌다. 발등의 앞쪽과 발등의 이어지는 라인에 도드라져 보이던 붓기가 몹시 가라앉은 상태였다. 그러나 복숭아뼈 뒤쪽과 아래쪽은 아직 부어 있었다.

다음날, 이들은 다시 만나서 에너지 전송을 시도하게 되었다. 지난번에 퉁퉁 부어 윤곽을 알아볼 수 없던 부위의 윤곽이 확실히 드러났다. 붓기가 있었을 때의 사진과 에너지 전송을 통해 붓기가 사라졌을 때의 사진을 비교하니 확연한 차이가 느껴졌다. 에너지 전송 테크닉을 통해 염좌로 인한 문제를 해결하는 순간이었다.

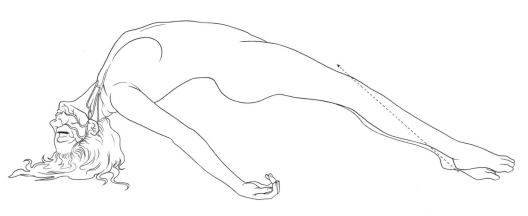

◀에너지 전송의 반응으로
상황에 따라서
온몸이 활처럼 휘기도 한다.

13

강선생은 에너지 전송을 접한 이후 행복한 날들을 보내고 있는 것이 확실해 보였다. 강선생은 사흘 이내에 내게 전화하는 것을 잊지 않았다. 하루의 일과에 대해 설레는 마음으로 얘기하고, 내일에 대한 계획을 얘기하며 항상 즐거워 하는 모습이었다. 강선생은 주위 사람들로부터 존경과 흠모의 대상이 되었다며, 에너지 전송 덕분에 인생의 끝을 참으로 의미있게 지내게 되었다는 말과 더불어 내게 고마운 마음을 전했다.

"선생님, 사람들은 저와 함께 있으면 생동감을 느낀다고 해요."

"좋은 일이지요. 어르신께서 충분히 그럴 자격이 있어요."

"과찬의 말씀이십니다. 그저 상대의 말에 좀 더 귀를 기울여 주고 세심한 관심을 가져주며, 특히 에너지 전송이 필요한 부위에 에너지 전송을 해주었을 뿐인 걸요."

"바로 그게 중요한 겁니다. 예전에 하지 못한 상대에 대한 관심과 배려가 밑에 깔려 있기 때문이지요. 상대에 대해 관심도 없고 배려도 없으면서 무작정 에너지 전송을 시도했다면 아무런 반응도 얻어내지 못했을 거예요."

나는 강선생과의 이런 대화가 매우 마음에 들었다. 강선생의 변화된 삶은 내가 에너지 전송을 통해 갈구하던 한 부분이었다. 강선생뿐만 아니라 에너지 전송을 접한 수많은 이들의 삶에 이토록 변화의 무드가 조성되기를 진정으로 바라던 일이었다.

강선생은 나의 삶이 부럽다고 말했다. 강선생의 삶이 지금 나의 삶의 모습이라고 생각했다. 강선생과 나는 전혀 다른 삶을 살고 있지 않다. 나의 삶을 닮고 싶다는 말을 들었을 때, 쑥스럽기도 했지만 기분이 좋았다. 뜻밖의 사람에게 칭찬을 들었을 때처럼 그렇게 기분이 좋았던 것이다.

강선생은 에너지 전송을 통해 많은 사람들과 만나게 되었던 이야기를 내게 자주 들려주었다. 강선생은 이들로부터 삶을 배운다고 했으며, 지난 인생에서 느끼지 못한 즐거운 삶을 느낀다고 했다. 에너지 전송이란 단순한 것을 통해 자신의 인생에 변화가 왔다는 사실을 매우 가치있게 생각한다고 했다. 자신이 만난 사람들에 대해 얘기하는 일을 즐겼고, 이들과의 경험담을 내게 늘어놓으며 인생의 의미를 찾았다.

"한번은 어떤 여성이었어요. 옛날 회사 동료의 부인이었지요."

"재미있는 얘기일 것 같은데요?"

나는 솔직히 어떤 얘기든지 에너지 전송에 대한 얘기라면 재미있게 들린다. 내가 하는 경우나, 에너지 전송에 대한 어떤 경험담을 다른 사람들로부터 듣는 경우에도 즐거움을 느끼지 않을 수가 없다.

"아뇨. 재미있는 얘기가 아니라 난처한 얘기일 겁니다."

"네, 무슨 말씀인지 예상이 되네요."

나는 강선생의 말을 이해할 수 있을 것 같았다. 간혹 난처한 경우가 생길 수도 있었다. 이성(異性)에게 에너지 전송을 하는 경우, 연인이라면 몰라도 그렇지 않을 경우, 브이를 쏘는 위치에 따라 간혹 난처한 경우가 있었다. 그의 말은 아마 이런 경우에 해당할 것이었다.

"자궁경부 부위의 통증을 동료의 부인은 호소했어요. 나는 이런 통증쯤 에너지 전송을 통해 가볍게 날려버릴 수 있겠다는 확신이 섰죠."

"그런데 난처하셨겠죠?"

"네. 의욕이 앞서다 보니 서두르듯 만났는데 막상 아래쪽에 에너지를 쏘는 일이 난처할 수밖에요. 근데 이상하게도 한 가지 꾀가 생각났어요."

나는 강선생이 자가치료의 경우를 스스로 터득한 사실을 짐작할 수 있었다. 에너지 전송은 상대를 위해 시도할 수도 있지만, 자신을 위해 자가치유를 할 수도 있었다. 그리고 상대와 협력하여 시도할 수도 있었다.

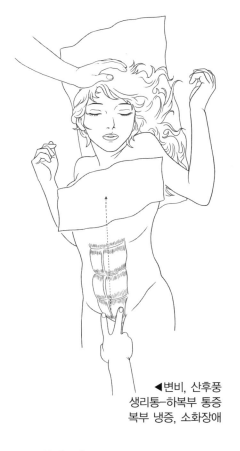

◀변비, 산후풍
생리통—하복부 통증
복부 냉증, 소화장애

"동료 아내분에게 직접 자궁 부위에 쏘게 하셨군요."

"그렇습니다. 나는 동료 아내의 머리 위에 가만히 손만 가져다 대고 있었고, 동료의 남편이 직접 그녀의 자궁 부위에 손 전체로 컵 모양을 만들게하였답니다."

에너지 전송은 혼자만의 테크닉이기도 하지만 상대와 협력할 수 있는 테크닉이기도 했다. 강선생은 그렇게 에너지 전송 테크닉을 통해 자궁경부 부위에 나타나는 이상통증을 해결했다는 것이다.

"동료분의 부인한테 어떤 임상 결과가 일어났나요?"

"10분쯤 지났을 때, 무엇인가 팡, 팡 터지는 소리를 들었어요."

"네, 바로 조직이 이완된다는 증거죠."

"이렇게 얼마 지나자 이번에는 그 동료의 아내가 가슴에서도 통증이 느껴진다고 했어요. 그래서 나는 다시 아프다고 하는 가슴 부위를 향해 에너지 전송을 시작했지요."

강선생이 내게 배운대로 에너지 전송을 제대로 활용했던 모양이다. 간혹 에너지 전송을 시도하다 보면, 실제 아픈 부위의 문제도 문제지만, 전혀 예상하지 못했던 부위의 문제를 호소하는 경우가 있다. 나는 강선생이 신명나게 애기하는 것을 즐기며 개입하지 않고 신중히 들어주었다.

"그런데 동료의 아내가 갑자기 울기 시작했어요."

"⋯⋯⋯⋯."

나는 아무런 말을 하지 않았다. 나 역시 처음에 이런 경험이 있었기 때문이다. 전혀 예상하지 못한 행동들이 에너지 전송 대상자들로부터 발생했던 것이다. 나는 그 아내의 울음은 에너지 낭포와 연관이 있음을 모르지 않았다. 몸속에 축적된 에너지 낭포가 터지면서 억압받아 왔던 아내의 감정이 폭발했던 것임을 알았다.

"간혹 일어나는 일이랍니다."

강선생은 이러한 경험을 자랑스럽게 들려주었다. 강선생의 경험 가운데 압권은 젊은 새댁의 젖몸살에 관한 것이었다. 젖몸살이 심해 젖을 뗄 수밖에 없었던 새댁을 위해 새댁의 남편한테 에너지 전송 테크닉을 가르쳐 주었다고 했다. 밤새도록 맛사지를 해주어도 새댁의 젖몸살은 줄어들지 않았다고 했다. 맛사지도 받아보고, 산부인과나 산후조리원에도 다녀왔지만 차도가 없었다.

남편은 강선생에게 배운대로 아픈 젖가슴 부위에 검지와 중지를 이용하여 V자를 만든 다음 다른 손은 두정골에 살포시 얹었다. 7분이면 충분하다고 하였으나 별다른 효과가 나타나지 않았지만 남편은 아내를 위해 멈추지 않았다. 그런데 15분쯤 흘렀을 때, 새댁은 스르륵 잠이 들었던 것이다. 남편 역시 잠시 잠이 들었고, 에너지 전송의 자세로 잠이 들었던 셈이었다.

문득 잠에서 깨어났을 때, 아내의 젖몸살로 인한 통증은 많이 줄어들었음을 남편은 느꼈다. 가만 보니 통통 부어있던 아내의 젖가슴도 눈에 띄도록 줄어들어 있었다. 새댁의 남편은 다음날도 에너지 전송을 시도해 주었다. 그리고 그 다음날 아내의 젖몸살은 말끔히 사라져버렸다. 정말 새댁이나 새댁의 남편에게 놀라운 경험이었다.

이러한 자신의 경험담을 나한테 들려주었다. 이러한 강선생의 전화는 내게 소중한 에너지 같은 것이었다. 치료 에너지가 통증이 심한 젖가슴을 통과하여 머리를 향한다는 상상을 하여 새댁을 위해 에너지 전송을 시도하도록 새댁의 남편에게 당부했다고 했다.

새댁의 남편은 당부대로 전혀 소홀히 하지 않았기 때문에 빠른 시일 내에 새댁은 젖가슴의 통증에서 벗어날 수 있었다는 점을 명심할 필요가 있다. 에너지 전송의 중요한 하나는 이처럼 누군가를 위해 최선을 다한다는 점이다. 최선을 다할 때 분명히 천부 재능이 주어지는 것이 또한 에너지 전송의 탁월한 점이다.

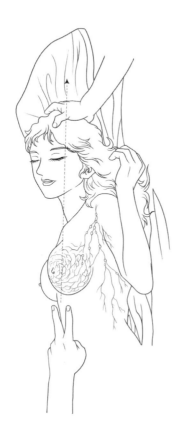

◀젖몸살이 날 때
심신불안, 초조, 림프부종

14

젊은 부부가 강선생의 집 옆으로 이사를 왔다. 그는 젊은 부부를 초대했다. 예쁜 딸 아이를 데리고 강선생의 집에 초대받은 젊은 부부는 분명 무언가 특별한 점을 발견했다.

젊은 부부의 딸은 몹시 귀엽게 생겼다. 강선생을 '할아버지' 라고 부르며 할아버지를 줄곧 따랐다. 초대를 받던 날은 귀를 쫑긋거리며 노인의 재미있는 얘기를 들었다. 젊은 부부들이 보기에 노인은 무척 행복해 보였고, 함께 있으면 덩달아 온 가족이 행복하고 즐거운 것 같았다.

"나는 무척 행복하답니다."

"할아버지, 정말 그렇게 보여요."

노인의 말에 부부가 대꾸했다. 부부는 강선생을 만나면서 어떻게 이토록 행복해 할 수 있는지 궁금했다. '인생의 끝에서 어쩜 저렇게 행복해 할 수가 있지?' 젊은 부부는 자신들의 생활자세를 생각하면 강선생에게 부끄러울 수밖에 없었다.

"그렇게 좋으세요?"

"좋고 말구요. 공연히 에너지가 넘치는 걸……"

치유의 에너지를 자신이 활용할 수 있다는 점에 대해 몹시 자부심을 느끼고 있었다. 누군가를 위해 치유의 에너지를 보내줄 수 있다는 것, 마음 먹은 대로 거의 모든 문제가 해결된다는 상상, 이런 것들이 강선생에게 활력소가 되었다. 어느날 젊은 부부는 그 궁금증을 직접 물었다.

"행복하신 비결이 무엇인가요?"

"비결이 있죠."

"어서 말씀해 주세요!"

젊은 부부의 아내가 재촉했다. 강선생이 입맛을 다시듯 음미하면서 얘기했다.

"에너지 전송이란 테크닉이 있습니다."

"아, 들어 보았습니다. 그럼 정말 행복이 그것과 관련된 거예요?"

"그렇지요. 두개천골요법 에너지 전송을 접하면서 제 인생은 완전히 달라졌으니까요."

에너지 전송에 대해 다시 얘기를 시작했다. 젊은 부부 역시 에너지 전송에 대해 어디선가 들어본 기억이 있었다. 에너지 전송의 원리부터 방법, 효과 등등 자신이 에너지 전송을 접한 이후 깨닫게 된 얘기들을 구체적으로 설명해 주었다.

얘기를 듣고 젊은 부부는 기적처럼 치유되었다는 일들에 대해 믿어야 할지 믿지 말아야 할지 망설였다. 과연 어떻게 V를 쏜다고 질병이나 고통의 문제가 해결될까? 과연 그렇게 된다면 이는 엄청난 일이 아닐 수가 없다. 진실로 믿는 자에게 복이 있다고 했다.

그 후, 젊은 부부에게 문제가 발생했다. 인생은 하루의 일과에 모든 열정을 쏟아야 한다는 말은 옳다. 현재의 순간에 최선을 다해야 한다는 말! 내일 일을 장담할 수가 없기 때문이다. 젊은 부부에게 갑작스럽게 이런 문제가 닥칠 것을 강선생과 에너지 전송에 대해 이야기를 나누었을 때에는 결코 예상하지 못했다. 마치 에너지 전송을 입증할 기회를 주려는 듯이 젊은 부부 모두에게 문제가 발생했던 것이다.

젊은 부부의 아내는 계단에서 넘어져서 허리를 접질렀으며, 그날부터 허리 통증으로 계속 고생하고 있었다. 공교롭게 같은 시기에 젊은 부부의 남편은 나뭇가지에 눈을 찔려 눈의 흰자 부위에 물집이 생겼다. 강선생은 곧장 이들의 집을 찾아가 에너지 전송을 시도해 주었으며, 직접 서로가 에너지 전송을 시도하도록 자가치유의 방법을 가르쳐주었다.

강선생이 시키는 대로 젊은 부부의 아내는 하루 세 차례 통증이 심한 좌측

허리 부위에 브이를 쏘았다. 다른 손은 머리 정수리 부위에 가져다 대었다. 누워 있을 때도 가능하면 검지와 중지로 브이를 만들어 통증 부위에 가져다 대고 있었다. 이렇게 정성을 들인 다음 이틀 뒤에 아내의 통증은 점차 줄어들기 시작했다. 일주일이 지났을 때, 통증이 말끔히 사라졌으며, 에너지 전송의 위력을 실감했다.

젊은 부부의 남편 역시 에너지 전송의 방법과 자세를 지도 받았다. 10여 분 시도 후, 거울을 들여다 보았을 때, 흰자위의 물집은 그대로 있었다. 물집 모양의 변화도 나타나지 않았다. 남편은 아내의 허리 통증이 차츰 줄어드는 것을 보고 용기를 내어 계속 시도했다. 강선생은 희망을 갖고 꾸준히 에너지 전송을 시도하라고 당부했다.

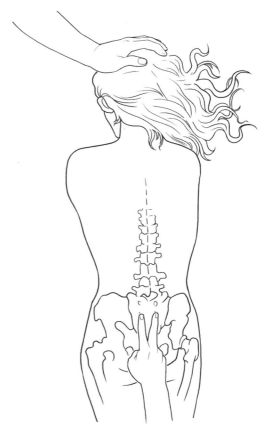

◀꼬리뼈가 아플 때
요통 디스크, 뼈가 냉할 때(골냉)
골반이 뻐근할 때, 산후풍

열흘이 지났을 때, 마침내 변화가 나타나기 시작했다. 눈의 흰자 위에 생긴 물집이 엷어지기 시작했던 것이다. 아아, 효과가 이제야 나타나는구나! 남편은 아내와 더불어 탄성을 질렀을 정도였다. 강선생도 역시 남편의 이러한 변화를 보고 고개를 끄덕거렸다. 그러나, 놀라지 않았다. 결국 이렇게 되리라는 것을 믿었기 때문이다. 성급한 사람들은 도중에 중단했을지도 모른다. 그러나 보통 7분 이내에 반드시 에너지 전송에 대한 효과가 나타나는 것을 수없이 보았다.

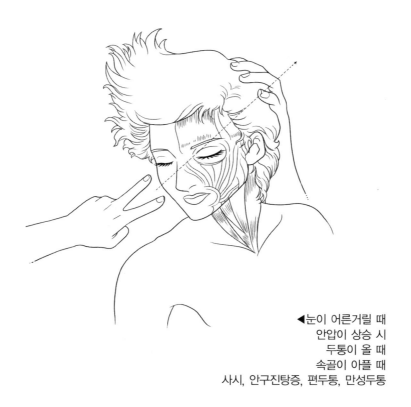

◀눈이 어른거릴 때
안압이 상승 시
두통이 올 때
속골이 아플 때
사시, 안구진탕증, 편두통, 만성두통

변화를 보이기 시작할 무렵부터 일주일쯤 뒤에 눈의 흰자위에 있던 물집의 흔적이 완전히 사라져버렸다. 빨갛게 서던 핏발들 역시 많이 엷어졌으며, 눈의 시력 또한 좋아지는 듯했다.

"오호, 훌륭해요. 대단한 경험입니다."

"이런 경험은 처음이에요. 정말 멋지고 행복한 경험이에요."

젊은 부부는 누가 먼저랄 것도 없이 강선생을 집으로 초대하여 에너지 전송을 접하도록 해준 것에 대해 고마움을 표시했다. 강선생의 기분은 더없이 좋았고, 충만된 에너지가 온몸에 넘치는 듯했다. 자신이 신뢰하던 에너지 전송을 남들을 위해 이렇게 알려주고 이에 대한 답례로 고맙다는 말을 듣는 것으로도 인생의 보람을 느끼게 되었다.

강선생에게 다가오는 하루는 옛날의 하루가 아니라 색다른 하루이며, 에너지와 새로움이 넘치는 하루였다. 특히 무기력한 노인들을 위해 에너지 전송을 통해 봉사하며 사랑을 실천하고자 하였다. 삶에서 이토록 순수한 날들은 없었으며, 이토록 열정적인 날들 역시 없었음을 그는 알고 있었다. 인생의 후반부에 만나게 된 에너지 전송은 그의 삶에 있어 가장 위대한 선물이나 마찬가지였다.

15

입가에 미소가 번졌다. '바로 그것이야!' 하고 소리쳤다. 재인은 심호흡을 하였고, 마음을 진정시켰다. 기르던 애완견 '로빈'이 옆집의 개 '버피'와 싸움이 붙었는데 '버피'에게 물려 '로빈'의 살점이 떨어져 나갔던 것이다. 로빈의 등 언저리는 움푹 패였으며, 병원에 데리고 갈지 망설이는 중이었다. 재인의 뇌리에 에너지 전송 테크닉이 떠오른 것은 '로빈'이 통증을 견디느라 킁킁 앓는 소리가 잦아들 때였다. 나에게 전화를 걸어 온 것이다.

"선생님, 로빈의 상처에 에너지 전송을 시도하면 어떨까요?"

"기특하구나. 당연히 좋지. 애완견 역시 사람과 다를 바가 없지 않느냐? 에너지를 지니고 있고, 감정을 느끼고 표현하며, 몸속에 피가 들끓고 있지 않느냐?"

"상처 쪽에 대고 한 번 에너지 전송을 시도하면 상처가 아물지도 모르죠."

"나 역시 그렇게 믿는다. 한 번 해보렴."

"네, 선생님. 오늘부터 틈틈이 '로빈'한테 에너지 전송을 시도해 보겠어요."

재인은 전화를 끊자 마자 '로빈'을 데려와 에너지 전송을 시도했다. '로빈'의 상처는 생각보다 깊게 패여 있었다. 평소에 잘 아는 지인으로부터 선물 받은 '로빈' 역시 사랑스런 가족이라 생각했다. '로빈'을 기르면서 피를 나눈 가족 못지않게 온정을 느꼈다. '로빈'은 자신을 사람이라 생각하고 있는 듯했다. 사람처럼 의젓하게 절도를 지켰다. 나름으로 규칙을 지키고 가족이 싫어하는 것을 하지 않았으며, 특히 배변을 정확히 지켰다.

외출에서 가족이 돌아오면 만남에 대한 반가운 마음을 '로빈'은 숨기지 않고 드러냈다. 이런 '로빈'에게 진정 피를 나눈 가족같은 심정으로 에너지 전송 테크닉을 시도했다. '로빈'을 안정시킨 다음 편히 앉아 있도록 했다. '로빈'을 아끼고 사랑하는 마음을 담아 상처 부위에 검지와 중지로 브이를 만들었다. 그리고 상처의 바로 밑에 정확히 가져다 댄 다음 에너지가 상처를 관통한다는 심정으로 브이를 쏘았다. 물론 다른 쪽 손은 상처의 반대 쪽에 접촉했다.

5분 이상 흘렀을 때, 로빈의 호흡이 안정을 찾았다. 그러나 여전히 통증은 있는 모양이었다. 하루에 두 차례, 한 번의 시도 때 10분 안팎 정도 에너지 전송 테크닉을 시도해 보았다. 하루가 지났을 때부터 '로빈'의 통증은 분명 줄어들었음을 느낄 수 있었으며, 상처가 아물고 있음을 느낄 수가 있었다. 그리고 사흘 뒤에 재인은 자신의 눈을 의심하지 않을 수가 없었다.

'로빈'의 상처가 완전히 아물었으며, 움푹 패인 상처에 새살이 돋아나기 시작했다. 며칠 후, 새살이 완전히 돋아 부드럽게 차올랐다. 재인이 내게 다시 전화를 걸어왔다.

"선생님, 놀라운 일이 일어났어요."

"서둘지 말고 말해보렴. '로빈'은 어떻게 된 거니?"

"드디어 새살이 돋아났어요. 정말 거짓처럼 새살이 돋아났다니까요."

"잘했구나. 나는 그렇게 되리라 믿었다. 에너지 전송은 신비한 테크닉이 분명하니까."

"어서 이 소식을 유미한테 알려야 겠어요. 유미가 지켜본다고 했거든요. 선생님. 안녕히 계세요."

재인은 전화를 끊고 유미를 찾아갔다. 물론 '로빈'을 데리고 유미를 만난 것이다. 유미는 '로빈'의 아문 상처를 보고 깜짝 놀랐다. 유미에게도 이런 모습은 정말 놀랄만한 일이라고 재인은 생각했다. '로빈'의 상처가 아물고 새살이 차오른 것을 재인은 학과 친구는 물론 이웃에게도 자랑스럽게 알려주었다. '로빈'의 상처가 깊었던 것을 직접 눈으로 보았던 이웃들은 돋아난 로빈의 새살을 보며 혀를 내둘렀다. 에너지 전송 테크닉에 대해 지금까지 듣고 배운 대로 얘기해 주었다. 에너지 전송 테크닉을 직접 배워보고 싶다는 사람들이 늘어났다.

재인은 과 친구들 사이에서 많은 인기를 끌었다. 친구들은 그가 신비한 능력을 가진 사람이라고 말했다. 그러나 재인은 에너지 전송 테크닉이야말로 특별한 사람에게 주는 능력이 아니라 에너지 전송 테크닉에 대해 마음을 열고 시도하는 모든 이들에게 똑같이 치유의 재능이 주어진다는 것을 모르지 않았다. 그래서 이러한 에너지 전송의 보편성을 설명해 주었다.

현재 자신이 있는 데서 최선을 다했다. 누군가를 위해 베풀고 배려하는 마음을 언제나 잃지 않았다. 에너지 전송을 통해 어떻게 사는 것을 알고, 어떻게 살아가야 하는지를 알고, 사람들 속에서 자신의 존재를 터득했다. 새로운 만남이요, 인생에 있어서 새로운 전환이었다. 사색의 시간에도 몹시 기뻤다. 다른 사람에게 도움을 줄 수 있다는 것, 이러한 믿음이 들뜨게 만들었다.

우주 속에 신비한 비밀들이 얼마나 많은가? 이렇게도 빨리 효과를 보는 일이란 정말 신나는 일이구나. 내가 이런 일들을 해내다니 정말 놀랍구나.

하루의 일들을 기록하고 하루의 느낌들을 기록하고 내일에 대한 희망을 적기 시작했다. 자신의 삶은 분명 달라져 있었다. 에너지 전송을 통한 몇 번의 놀라운 경험이 이렇게 사람을 변하게 만든 것은 정말 놀라운 일이 아닐 수가 없었다. 자신의 인생이 더욱 행복해지리라는 것을 믿었다. 누군가에 도움을 준다. 특히 봉사하는 마음으로 작은 힘이라도 보태줄 수 있다는 것, 이런 믿음에 자부심이 생기는 것이었다. 아픔이란 누구나 지니고 있는 것이다. 최선을 다해 에너지 전송의 효능이 정말로 필요한 누군가를 위해 봉사하리라는 마음을 다졌다. 누군가를 돕는다는 것은 나 자신에게도 기쁨을 주는 일이다.

창문 너머로 흔들리던 나뭇 잎사귀들의 움직임도 예사롭지 않아 보였고, 새들의 노랫소리조차 색다른 감동을 불러왔다. '로빈'의 일을 통해 자연도 역시 하나의 감정을 지닌 생명체가 아닐까, 하는 생각을 했다. 이런 자신의 변화가 믿기지 않았다. 그러나 언제나 주위를 둘러보면 현실이었다.

아무리 어려운 상황이 닥쳐도 현재 이 순간을 최선을 다해 살리라 마음 먹었다. 믿고 긍정하는 마인드, 사랑과 봉사의 마음을 실천하는 일, 에너지 전송을 통해 열린 활력과 자신감을 얻었다. 에너지 전송은 마치 구세주처럼 강렬하게 다가왔던 것이다. 그럼에도 고민이 생겼다. 어쩌면 행복한 고민이었는지 모른다. 에너지 전송이 자신에게 가져다 줄 놀라움은 어디까지인가? 에너지 전송의 신비로움이 풀리는 것이 아니라 더욱 강렬해진 신비로움을 느끼는 것이 믿기지 않았다. 다른 사람들도 이런 느낌들을 경험할 수 있을까? 아마도 그것은 각자의 몫이며, 여기에서는 방법만을 제시하는 것이다. 의심을 버리고 우선 책을 잘 읽어보고 따라 해 보기 바란다. 애완 동물뿐만 아니라 병약한 화초에도 에너지 전송은 가능하다. 무한한 우주의 사랑 에너지이기 때문이다.

16

재인은 에너지 전송을 접하면서 사물을 인식하는 시야가 넓어졌다. 특히 인체를 바라보는 시야가 넓어진 것 같다. 에너지 전송의 원리를 터득하기 위해 집착하더니 이제 인체의 가장 중요한 분야라 할 수 있는 뇌에 대해 다양한 지식과 정보를 얻고자 하였다. 이런 모든 것이 에너지 전송이 부여한 선물이라는 생각이 들었다.

재인이 내게 물었다.

"선생님, 현대인들이 가장 관심을 갖는 분야가 뇌가 아닙니까?"

"물론이지. 뇌는 인체에서 청와대와 같으니까. 22조각의 두개골에 둘러싸여 보호되고 있지. 미지의 연구 분야라고 할 수 있단다."

"에너지 전송을 하면서 이런 생각을 했어요. 우리가 좌뇌형인 사람은 이성적인 사고력을 많이 지니고 있다 하잖아요."

"그뿐 아니지. 비판적 능력 또한 좌뇌형들의 특징이야. 그래서 우리나라의 경우 산업과 과학의 발달을 위해 이러한 좌뇌 개발에 주력해 왔다고 볼 수 있지."

"좌뇌형은 너무 비판적이고 이기적이라고도 해요. 그렇다면 좌뇌형에 변화를 주기 위해 에너지 전송을 시도하면 어떻게 해야 할까요?"

"그런 데까지 생각을 하고 있었구나. 두뇌를 향해서 에너지 전송을 어떻게 하느냐에 따라 활성화 정도가 다르겠지. 우뇌를 활성화하고 싶으면 V를 우뇌에 대고, 쏘는 방향은 좌뇌쪽에서 하면 되지 않겠니?"

나는 그의 머리에 대고 에너지 전송 테크닉을 직접 보여주었다. 재인이 어렵다는 듯이 머리를 흔들었다. 나는 다시 설명해 주었다.

"뇌하수체를 중심으로 V를 쏘면 된다는 말이지. 우뇌형의 경우 상상력이나 창조력 등의 성향을 지니고 있기 때문에, 예술이나 창조적인 직업에 종사하는 사람들에게 에너지 전송을 시도하면 크게 활성화된다고 볼 수 있어."

"네, 그럼 에너지 전송 테크닉으로 좌뇌와 우뇌를 향해 번갈아 에너지를 쏘아줄 수도 있겠네요. 그러면 양쪽이 모두 활성화될 거 아니에요?"

"당연한 얘기지. 에너지 전송 테크닉이야말로 어떤 경우에든 많이 할수록 좋은 거야. 부작용 따위는 전혀 없으니까."

"언젠가 선생님이 그러셨어요. 현대인들한테 많이 나타나는 우울증이 뇌와 연관이 있다고요. 이처럼 우울증도 에너지 전송을 통해 치유가 가능한가요?"

"물론 가능하지. 현대인들의 스트레스뿐만 아니라 다양한 질병이 두개저와 관련이 있단다. 두개저는 뭐랄까, 두개골을 떠받치는 지렛대라 해야 하나? 그러니까 매우 중요한 부위지. 전두골이나 접형골, 후두골 등이 모두 두개저에 연결되어 있으니까."

"지난번에 들었던 것 같아요. 거기에 문제가 생기면 목 부위를 만지라고 하신 거 같은데요?"

"기억하고 말고. 바로 우리가 목을 뒤로 젖혔을 때 생기는 홈이 두개저라고 생각하면 된다. 두개저의 활성화는 뇌척수액을 원활하게 배출토록 하여 두개골의 움직임을 왕성하도록 하지. 생각해 봐, 다양한 신경들이 통과하는 구멍이 바로 두개저를 지나는데 에너지 전송을 통해 두개저를 활성화시키면 이런 신경들과 관련있는 모든 부위의 기능이 활성화된다는 얘기지. 우리가 아스피린을 먹는 것은 떨어진 체온을 끌어올리기 위해서야. 에너지 전송은 발한작용을 해서 결국 땀이 나오게 하는 것이지. 몸에서 열이 난다는 것은 세포 내에서 ATP가 활성화되는 아주 좋은 반응이지. 신체가 건강할 때 발열감이 나타나는 거야. 발열감을 누구든 느낄 수 있으니까."

"우와, 정말 놀랍군요. 감탄이 절로 나오네요."

"이를테면, 위장과 대장의 기능도 활성화되고, 목이나 어깨 등의 통증은 물론이요, 요통, 우울증, 전체적인 몸의 긴장 등도 누그러뜨릴 수가 있는 것이지."

"그럼, 두개저를 활성화시키기 위해 에너지 전송을 어떻게 하면 좋을까요? 제 말은 어느 부위에다 어떤 방식으로 V를 쏘느냐는 거예요."

"그래, 당연한 물음이지. 아까도 말했다시피 두개저 위치는 목을 뒤로 젖혀 움푹 파인 홈이 생기는 부위야. 이 부위 에너지 전송은 다른 곳과 달리 두 손, 즉 엄지를 제외한 오른손과 역시 엄지를 제외한 왼손을 가지고 움푹 파인 홈에 가져다 대는데 그 대는 모습이 마치 V가 되는 것이야."

"어떻게 쏘아야 하나요?"

"양 손을 모두 두개저 부위에 접촉하고 있으니 다른 한 손의 역할을 마음이 대신하면 되는 것이지. 두개저에서 뇌 속을 향해 화살을 날려 보낸다는 마음을 가지면 되는 것이야. 화살이 뇌를 뚫고 정수리로 나온다는 상상을 하면 에너지 전송의 효과가 충분히 나타나리라고 생각되는데……."

"예, 저도 그런 생각이 들어요. 이제 다양하게 문제를 만날 때 응용할 수 있을 것도 같아요."

"요즘 학생들에게 일어나는 많은 문제들이 이 두개저의 문제로부터 비롯된다는 것을 나는 확신한다. 뇌척수액(C.S.F)의 흐름에 문제가 발생된 거지. 시내 교통체증 현상과 마찬가지란다. 반사회적인 태도를 지닌 아이들, 학습장애 아이들, 자폐를 앓고 있는 아이들(Autism), 주의력결핍 및 과잉행동장애(ADHD), 틱장애(Tic), 심지어 뇌성마비까지 모든 문제들이 두개골의 내부에서 일어나는데 두개저의 문제는 이러한 문제들이 심각하도록 부추기는 말썽꾸러기 같은 역할을 하는 거니까 반드시 에너지 전송을 통해 두개저의 문제를 해결하는 것이 현명한 방법이라 생각해."

"에너지 전송이란 정말 대단한 위력을 가진 테크닉이군요."

"그러니까 아주 옛날에는 소수의 사람만이 이 놀라운 테크닉을 쉬쉬하며 자기들만 누렸던 것 아니니? 이른바 상류층 황실에 있는 사람들만이 누린 셈이지. 자세히 말하자면 이미 고대 중국을 비롯하여 동북아시아, 그리고 더 멀리 나아가 미국, 유럽 선진국에서는 비방·비법으로 개업의 의료인, 종교인, 특수한 일반인들이 조용히 행하여 쉬쉬하며 전해지고 있었단다. 내가 만난 어떤 종교인은 이 비방·비법이 알려질까봐 조바심을 내는 경우도 보았단다. 에너지 전송은 과학적인 예술이란다. 두려움의 대상이 아니지. 사람들이 잘 모르면 맹신하게 되고 두려움을 느끼게 되지."

"빨리 알려서 많은 사람들이 이런 놀라운 테크닉을 익히도록 힘써야 겠어요. 이건 대단히 훌륭하고 가치있는 일이라 여겨져요, 선생님!"

"많은 사람들이 내게 그렇게 격려를 해줬어. 그래서 이렇게 에너지 전송을 알리는 데 내가 모든 힘을 쏟고 있는 게 아니니? 그런데 하나 염려스러운 것이 있어."

"그게 뭔데요? 선생님……."

재인의 눈이 동그랗게 치떠졌다.

"아니 별다른 것은 아니지만, 혹시 사람들이 에너지 전송을 만능인 것으로 착각하지나 않을까 해서 말이야. 에너지 전송은 만능 치유 기법은 아니니까. 설령 가벼운 질병이라도 사람에 따라 달리 반응을 보일 수도 있으니까 말이야. 또 영양 부족 등은 당연히 영양소를 보충해야 하고, 또한 세계보건기구에서는 종합비타민은 반드시 복용해야 한다고 발표도 했단다."

"예, 무슨 말씀인지 알아요. 하지만 믿는 사람들에게 효과가 나타나는 것은 확실해요. 시간이 드는 것도 아니고 그냥 한번 해봐서 고통의 순간을 모면할 수도 있고, 만성질병이 나을 수 있다면 대단한 거 아녜요? 처음 저도 선생님이 에너지 전송에 대해 설명하고 시도해 주었을 때 믿지 않았잖아요. 저는 믿지 않은 그 시간들이 얼마나 안타깝고 아쉬울 수가 없어요. 지금은 이렇게 에너지 전송 혜택을 통해 제 하루 일과가 달라졌지만요. 어쨌든 선생님이 제게 구세주입니다."

재인과 유미는 20대이고, 다른 사람들은 60대이다. 인생항로에 있어서 희망을 담고 출항하려 하며, 수많은 경험과 기쁨과 고통을 담고 기항하려고 한다. 이들로부터 인생의 목표와 의미를 다시 생각하고, 수정하게 하였으니, 조금은 자긍심도 생긴다. 옛날 아주 소수자만 누린 이러한 혜택을, 이제 모든 사람들이 누려서 일상생활 속에서 에너지 전송이 생활화되기를 진심으로 바라고 있다. 다시 한번 말하지만, 에너지 전송을 만나는 그 누구에게나 감동과 축복이 있으며, 매사에 성공한 삶이 열린다는 점이다.

17

닥터 리의 초대를 받았다.

내가 발표한 지난번의 논문에 대해 닥터 리는 얘기를 꺼내기 시작했다. 에너지 전송에 대한 나의 논문이었다.

"지난번 발표한 논문은 잘 읽었습니다."

"부족한 논문인걸요."

"뇌척수액이 머리에서 꼬리뼈까지 왕복운동을 하고 있다는 것이 흥미로웠습니다."

"박사님께서 어떻게 읽으셨는지요?"

"인간의 탄생에서 죽음에 이르기까지 뇌와 척수의 기능이나 성장 그리고 발달을 위해 내부적 환경을 조성하고 있다는 두개천골계의 영향에 대한 설명은 압도적이었죠."

나는 닥터 리의 말에 긴장이 풀리는 느낌이었다. 의학에 대해 두루 섭렵하고 있는 닥터 리의 칭찬을 듣기란 쉬운 일이 아니었기 때문이다.

"신경계 뿐만 아니라 근골격계, 혈관계, 임파계, 내분비계, 호흡계, 면역계 등등 다양한 부위에 분명히 영향을 미치고 있지요."

"그런데 에너지 전송 테크닉이 정말 이토록 광범위한 영역에서 효력을 발휘할 수 있을 지는 조금 의문이지만, 몸과 마음, 감정 및 정신의 조화와 균형을 찾아야 한다는 선생님의 주장은 긍정적으로 받아들이고 있답니다."

"고마운 말씀이예요. 박사님의 말씀을 듣게 되니 조금 격려가 되는데요. 질병의 감염, 감소는 물론 스트레스 장애나 호르몬의 균형 개선, 면역력 증강 등은 두개천골계 조직의 개선을 통해 충분히 효과를 발휘할 수가 있다고 봅니다. 에너지 전송 테크닉은 이런 것들을 위한 부류 가운데 하나로 탁월한 능력을 발휘하는 테크닉이라 할 수가 있지요."

나는 학술대회 때에 발표한 논문의 줄거리를 떠올리며 닥터 리의 관심에 감사하는 마음으로 친절하게 나의 생각을 들려주었다.

"어혈에 대해 말씀하신 적이 있죠?"

닥터 리가 갑자기 혈전에 관한 말을 꺼냈다. 혈전이란 바로 어혈을 의미하는 것이다. 산(酸)과 지방 단백질이 화학반응을 일으켜서 생기는 것이 바로 혈전이다. 이러한 혈전은 말초 모세혈관을 막는 주범이 되는 것이다. 나는 고개를 끄덕거렸다.

"간기능은 모세혈관을 막는 미립자들의 영향을 크게 받는다 하셨던 것 같은데요?"

"그렇습니다. 혈액 속의 석회질이나 칼슘 등이 산과 반응하면 작은 미립자들이 만들어지는데 이러한 미립자들이 누적되면 눈 밑이나 입술, 엄지손가락 안쪽 등에 검푸른 빛을 띠게 된다고 합니다. 간기능 약화의 초기증상이라고나할까요. 간단히 말해 석회화, 칼슘화, 부목화가 나타나는 것이지요."

"한방에서도 담적 얘기를 간혹 하는 것을 보았습니다. 그런데 위(胃)에 이처럼 담적이 쌓이면 우울증의 원인이 된다는 보고도 있지요. 이 담적을 분해한다면 우울증 역시 치료할 수 있겠다는 생각이 들었습니다."

닥터 리는 신경정신의학과 관련 없어 보이는 듯한 분야에서도 폭넓은 의학적 지식을 쌓고 있는 듯했다. 담적을 분해하면 위의 건강상태도 양호해지고, 이로 인해 우울증의 해소에도 커다란 도움이 되는 것이었다. 에너지 전송은 이러한 담적을 충분히 분해할 수 있는 능력을 지니고 있다.

인체는 모든 부분이 하나로 연결되어 있어서 어느 한 분야만을 꿰뚫고 있다 하여 인체의 문제를 완전히 해결하기란 쉽지 않다. 21세기는 이제 통합적인 의료체계를 통해 상호협조하고 보완하여 인체의 문제를 해결하는 멀티액션이 필요한 시점이라고 할 수 있다. 나는 이런 것들을 설명했고, 닥터 리가 역시 폭넓은 상식으로 응대했다.

"멀티액션은 우리 신경정신계도 추구하고자 하는 추세입니다. 그런데 간경화로 고생하고 있는 친구가 있어요. 앞에서 언급하신 미립자들이 간에서 집중적으로 쌓여 단단해지는 것이 간경화라는 생각이 듭니다."

"옳게 보셨네요. 그것이 바로 림프, 혈액순환장애에 따른 석회화, 칼슘화라고 말할 수가 있어요. 알긴산 같은 작은 미립자들이 간에 쌓이면 간경화가 되고, 신장이나 담낭에 쌓이면 신석이나 담석이 되는 것입니다. 또한 무릎관절에 쌓이면 퇴행성관절염으로 나타나고, 어깨에 쌓이면 오십견이 되는 것이죠. 더욱 중요한 사실은 알긴산 등의 미립자와 지방 단백질이 합성되어 심장의 모세혈관을 막아버리면 협심증, 심근경색이 되는 것입니다. 눈에 쌓이면 녹내장이구요. 그리고 천장관절이나 요천관절에 쌓이면 골반이 뻣뻣하게 굳어져 칼슘화, 부목화가 되고, 두개-천골간 뇌척수액의 흐름에 장애가 발생하며, 뇌속에 쌓이면 교통체증으로 멍든 뇌가 되고 결국에는 뇌 기능장애를 유발하는 것이지요."

"관절 부위나 장기 등에 생긴 혈전의 제거법이 있을까요? 관건은 어떻게 하면 그런 미립자들을 분쇄하여 날려버릴 수 있는가의 문제가 아니겠습니까?"

"그야 당연한 얘기 아니예요? 인체의 칼슘화, 부목화된 부위에 에너지 전송이 강력한 효과를 지닌다는 것은 바로 이런 경우를 말하는 것이죠. 간에 문제가 있는 사람에게 간을 향해 에너지 전송을 시도하면 분명히 간의 기능이 호전되는 것을 보았습니다. 임상을 하던 중 간부위에서 기-에너지가 소통되면, 내부 장기가 활성화 되면서 끄르륵 끌끌 소리가 나고 눈이 휘둥그렇게 되는 것을 직접 목격했어요. 류마티스 관절염으로 퉁퉁 부은 무릎이나, 아토피로 빨갛게 솟아난 얼굴의 두드러기도 1시간 이내에 사라지지요. 몸속의 어혈과 장부나 관절의 부목화를 맨손으로 분해시키는 방법은 아마 에너지 전송밖에 없을지도 몰라요."

닥터 리는 고개를 끄덕였다.

"놀라운 일이군요. 현대의학으로는 어려운 일이죠. 아마도 우리들이 가지고 있는 무한한 능력을 너무 과소평가한 결과이겠지요."

나는 닥터 리가 상대의 얘기를 어떤 경우에도 반박하지 않고 겸허히 수용하며 자신의 생각을 얘기한다는 점에 대해 항상 감사하고 있었다. 닥터 리와 이런 분야에 대해 거리낌없이 대화할 수 있다는 것은 아마 그의 배려심이 크고 넓기 때문에 가능할 것이다.

나는 닥터 리에게 에너지 전송에 대해 설명해 주었다. 닥터 리는 연신 고개를 끄덕거렸다. 나는 가능한 과학적으로 설명하려고 애썼다. 나는 출산 중에 쇄골이 골절된 남자 아이에 관한 경험을 닥터 리에게 들려주었다.

"출산 중에 쇄골이 골절된 남자 아이가 있었어요."

"간혹 그런 경우가 있을 수 있지요. 쇄골이 골절되었다면 가장 먼저 심장이 문제가 되겠군요."

"그래서 심장수술은 이미 했구요. 골절된 쇄골 쪽 팔의 기능에 문제가 있는 경우였죠."

"쇄골하동맥의 압박으로 아마 그런 문제가 생기지 않을까 싶네요."

"저도 그런 생각에는 이의가 없습니다. 그런데 저는 이런 생각을 합니다. 쇄골이 골절될 때의 충격으로 몸속의 에너지 낭포가 생긴 거라구요. 인체가 충격을 받을 때 에너지가 발생하는데 보통 충격에 의한 에너지는 인체가 스스로 흡수해 버리지만 충격이 엄청나게 컸을 때는 흡수하지 못하는 것이죠. 바로 이때 흡수하고 남은 에너지가 낭포 형태로 몸에 돌아다니는 겁니다. 이런 낭포가 문제를 일으키는 건데 바로 이 낭포를 풀어야 문제가 해결되는 것이지요. 이런 외상후 충격장애(PTSD)는 SER기법이 사용되는데, 이 경우에도 V-spread는 위력을 발휘하지요."

"그런 에너지 낭포를 푸는 방법이 물리적으로 존재합니까? 이런 것은 수술이나 약물로는 해결할 방법이 없는데요."

"물론 현대의학으로 설명할 수는 없지요. 하지만 에너지 전송을 통해 이런 문제는 간단히 해결할 수가 있습니다."

나는 이들의 관심이 고맙게 여겨졌다. 현대의학에는 이런 충격 에너지를 받아들이지 않을 뿐만 아니라, 이런 것이 있더라도 해결할 방법은 아마 없지 않을까? 해결이 가능하다는 나의 말에 닥터 리는 놀라는 표정을 지어 보였다. 나는 설명을 망설이지 않았다.

"골절된 쇄골에 이런 식으로 에너지 전송을 시도했죠."

나는 이들을 향해 에너지 전송 테크닉의 동작을 직접 보여주었다. 나는 닥터 리를 모델로 삼아 쇄골에 검지와 중지를 사용하여 V자를 만들어 살포시 가져다 댔다. 다른 한 손은 두정골 위에 접촉했다. 그러면서 이렇게 설명했다.

"접촉하는 손의 무게는 5g정도입니다. 이렇게 7분 정도 있으면 쇄골 부위에 아마 박동이 느껴질 것입니다. 이것이 바로 치료적 박동 에너지라고 할 수 있죠. 에너지 낭포는 이렇게 하여 분명히 통증을 감소시킬 수 있습니다."

나의 설명에 이들은 놀랍다는 표정이었다. 닥터 리의 젊은 동료는 에너지 전송에 대한 설명을 듣고 정말 믿기지 않는다는 표정이었다. 나는 놀라운 임상 경험을 이들에게 설명해 주었고, 그날의 방문이 매우 뜻깊은 자리가 되었다. 에너지 전송을 생각하면 언제나 생기가 넘치는 것을 깨닫게 된다.

마음을 열고 어떤 것을 받아들이는 것은 인생에서 몹시 중요한 영역인 것 같다. 내가 처음 에너지 전송 테크닉을 접했을 때, 믿음의 순간에 세상이 확 달라져 보였던 것을 기억한다. 편협한 과거의 사고(思考), 나의 것만을 강력하게 주장하려는 아집, 이런 것들이 결국 나를 미혹하게 만든다는 것을 에너지 전송 테크닉을 접하기 전에는 알지 못했다. 분명히 에너지 전송을 통해서 나의 가치관이 달라졌으며, 삶의 태도 역시 달라졌다. 믿음과 확신, 이보다 더 좋을 수는 없다. 사람이 태어나서 무엇인가를 알게 된다는 것, 그리고 누구에겐가 알려주고 떠난다는 것, 얼마나 보람있는 일인가! 지금은 하루하루가 매우 행복하다.

18

신경정신과 전문의인 닥터 리가 말했다.

"인간의 뇌는 두 개의 반구로 되어 있어요. 오른쪽과 왼쪽의 뇌를 구별하는 뇌막이란 것은 그래서 존재하는 거죠."

"뇌를 나누는 깊게 패인 주름 같은 것이 있죠?"

닥터 리의 물음은 매우 전문적인 것이었는데 에너지 전송을 연구하면서 나는 특히 뇌에 관한 다양한 지식을 접하게 되었다.

"세로의 틈새에 의해 나뉘어져 있는 좌우 한쌍의 대뇌 반구가 있어요. 뇌막의 주름이 잡힌 부위를 우리는 대뇌겸이라 하지요. 호두를 깨먹다 보면 가운데 부분에 있는 격막과 같아요."

"얇은 천막 같은 것을 말하는 것이죠? 그런데 바로 그러한 대뇌겸이 제한을 받으면 여러 가지 문제가 발생한다고 하던데요?"

나는 특히 대뇌겸 같은 어려운 부위의 문제를 어떻게 쉽게 설명해 줄 수 있을지 난감했지만 서두르지 않고 아는 범위에서 천천히 설명해 나갔다.

"뇌의 문제는 인체 모든 부위의 문제와 직결되는 겁니다. 겉으로 드러나지 않는 문제는 특히 이러한 뇌의 문제와 연관이 깊다고 할 수 있어요. 상호 긴장막의 불균형은 인체 전반의 문제를 일으키지요."

"에너지 전송을 통해서 이러한 문제도 해결이 가능한가요?"

"물론입니다. 에너지 전송은 이렇듯 대뇌겸의 제한을 풀어주기 위해 특히 유용한 테크닉이라 할 수 있어요."

"대뇌의 이상에 의해 발생하는 문제는 대개 모두 밝혀져 있는 것이니 어렵지 않을 테고, 그렇다면 이런 경우 어떤 방식으로 에너지 전송 테크닉을 시도

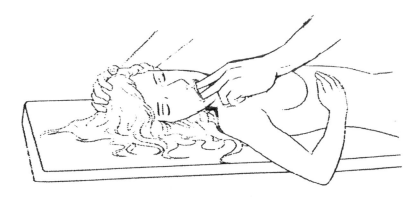

◀이가 아플 때
비색비염, 시력 저하
코가 답답할 때
머리가 멍할 때
두개내압 상승시

해야 할까요?"

에너지 전송에 대한 닥터 리의 관심은 기대 이상이었다. 나는 이렇듯 기대가 뛰어난 닥터 리에게 고마운 마음이 들어 자세히 설명해 주었다.

"생각보다 간단한 방법입니다. 어느 쪽이든지 제한되어 있는 곳에서 V를 만들어 접촉하고, 다른 손의 모든 손가락을 펴서 제한된 반대쪽 부위에 가져다 대면 되는 것이죠."

"일종의 시술자의 손이 전극 역할을 하게 되는 거군요."

"그렇다고 볼 수 있죠. 환자의 문제 있는 부위, 이를테면 긴장감이 있거나 타이트한 부위, 누르는 듯한 부위, 통증이 있는 부위에 손을 접촉한 채로 자신의 에너지를 권총의 총알처럼 쏘아보낸다는 상상을 하면 되지요."

"그러니까 대뇌겸이라는 그 뇌막의 움푹 패인 주름 같은 선을 따라 에너지를 쏘아보낸다는 생각을 하면 된다는 것이죠?"

"그렇습니다. 한참 뒤에 부드러워지는 느낌과 더불어 율동이 느껴질 거예요. 이렇게 율동이 느껴질 때까지 에너지를 통과시킨다는 마음으로 에너지를 전송하면 되는 것입니다."

"구체적으로 뇌의 율동이란 어떤 것입니까?"

"박동감 같은 것을 느낄 수도 있구요. 부드럽게 접촉하였을 때에만 느낄 수가 있지요. 만약 뇌막의 주름이 꼬여서 문제가 발생하고 있었다면 시간이 흐를수록 꼬인 주름이 가볍게 풀리는 느낌을 갖게 될 겁니다. 또한 사과가 쓱 쪼개지는 소리, 금박지가 우지직 찢어지는 소리, 수박이 딱, 쪼개지는 소리 등 다양하지요."

나의 말을 듣고 몹시 신기한 듯이 연방 속으로 탄성을 지르는 것 같았다. 적어도 에너지 전송과 관련한 지식과 정보는 어떤 전문가에게도 뒤지지 않을 정도로 관심을 갖고 오랜 세월 에너지 전송 테크닉을 탐구해 왔던 것이다. 닥터 리의 남다른 관심에 내가 경험한 신비한 것들을 아낌없이 소개해 주었다.

"우리가 흔히 말하는 두정골이나 두정골 하부의 제한을 풀어주기 위해서 에너지 전송을 사용하면 특별한 효과를 낼 수 있어요."

"두정골이라면 정수리 쪽이 맞죠? 두정골에 문제가 발생하면 감각의 문제나 운동의 문제와 관련된 것으로 알고 있는데요. 이런 문제의 경우, 역시 에너지 전송을 통해 효과를 얻을 수가 있다는 말씀이죠?"

"그렇습니다. 이 경우에는 테크닉의 동작 방향이 약간 독특한데요. 환자의 구강 내에 한쪽 손의 손가락을 집어 넣습니다. 그런 다음 둘째, 셋째 손가락의 사이가 V가 되게 하고, 두정골 부위에 다른 손을 가져다 대면 되는 것이죠."

"어떤 동작인지 조금 보여줄 수 있을까요?"

닥터 리의 말에 나는 앞의 그림처럼 동작을 직접 선보이며 에너지 전송 방법을 보여주었다. 구강 내의 손가락이 두정골의 제한된 부위를 향하게 V를 쏘는 것이 당연한 방법이다. 이때 두정골 손의 위치는 제한된 봉합선과 평행을 이루어야 한다. 내가 이렇게 몇 번을 설명하고 나서야 닥터 리는 알아들었다는 듯이 고개를 끄덕거렸다.

두개골의 기능장애는 엄청난 현대적 질병을 가져오고 있다. 위에서 언급한 경막의 기저부의 부분을 이루는 소뇌천막과 그리고, 대뇌겸, 소뇌겸은 특히 제한을 받을 때에 다양한 인체의 질병을 유발하기 때문에 에너지 전송 테크닉을 통해 그만큼 활성화되는 것이 중요한 것이다.

우리는 체성기능 장애, 즉 몸의 기능장애를 활성화하는 방법으로 에너지 전송을 앞에서 언급했다. 체성기능 장애에 의한 문제를 해결하기 위해서는 에너지 전송이 필요한데 환자를 엎드려 눕게 한 다음, 한쪽 손으로 두정골 부위에 접촉하고, 다른 쪽 손의 검지와 중지로 V를 만들어 척추의 양쪽 횡돌기 위에 접촉하면 된다. 몇 분이 지나면 시술자는 열감과 더불어 부드러운 움직임을 감지할 수 있다. 이러한 움직임과 열감, 박동감 등이 정지하여 느껴지지 않을 때까지 반복해서 V를 쏘아야 한다. 체성 기능으로 인한 장애는 바로 이 시점에서 해결되는 것이다.

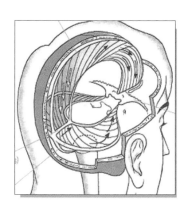
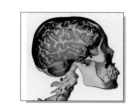
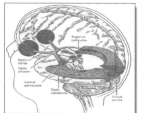

19

아카시아 향기가 가득한 어느 날, CST · SER · 에너지 전송에 대해 매우 관심을 가지고 있는 전인의술가(全人醫術家)인 현산 선생과의 대화는 에너지 전송 테크닉이 나아가는 길이 결코 외롭지 않음을 확신하는 시간이었다.

우리는 에너지 전송의 놀라운 치유력에 대해 의견을 같이 했다.

"에너지 전송의 이러한 치유력이 감각세포들과 무관하지 않는다는 생각입니다."

"저도 그런 생각에 변함이 없어요. 파치니 소체에 대해 이야기를 나누죠."

에너지 전송의 신비한 힘에 이끌려 무작정 테크닉을 시도하기보다 나름으로 과학적이며 이론적인 체계를 세우려고 대화를 이끌어갔다. 기적이란 일회성에 지나지 않지만 에너지 전송의 경우, 매번 놀라운 변화를 가져오기 때문이다.

"피하조직에 있는 감각수용체 말씀이죠?"

"네. 인체의 표피 아래에 있는 섬유성 결합조직 말예요."

나는 현산 선생이 이미 파치니 소체 등과 같은 감각세포에 대한 지식을 지니고 있음에 매우 놀라고 있었다. 내가 생각하던 것들을 역시 평소에 생각하고 있었음에 연대감이 느껴졌던 것이다.

"우리가 에너지 전송을 시도할 때, 발산되는 에너지의 감도를 받아들여 신경흥분을 발생시키는 것이 파치니 소체라는 것이죠."

"에너지의 움직임이나 이동을 통해 자신이나 상대의 문제성 부위의 감각신경에 변화를 가져오도록 할 수 있는 것은 아마 파치니 소체의 역할 때문이 아닐지요."

내가 에너지 전송을 연구하면서 지녀왔던 생각들을 그 역시 지녀왔던 것임을 알 수 있었다. 피하조직에 분포하는 지름 약 1mm의 층상구조가 외부의 아주 미세한 자극에도 반응을 보여 에너지 전송 테크닉의 놀라운 효과를 가져오는 것이라고 나는 생각하고 있었다. 이러한 파치니 소체가 피하조직뿐만 아니라 골막(=뼈를 싸고 있는 막)이나 내장 등에도 널리 분포되어 있다는 사실은 에너지 전송의 전방위 치유효과를 충분히 예상할 수 있을 것이었다.

"감각신경의 말단에서 작용하는 수용체임을 볼 때, 특히 손이나 발의 깊숙한 조직에서 쉽게 볼 수 있지요."

"인간의 피부 역시 신의 예술품이라는 생각이 듭니다. 피부에 존재하는 다양한 구조들은 마치 예술가가 실용적으로 다듬어 놓은 예술품 같아요. 피부의 바깥쪽에 캡슐로 감싸인 신경말단 조차 마치 척, 척 알아서 맡은 일을 하는 기능적 예술품 같다는 생각이 듭니다. 피부는 또한 1차 면역기관이기도 하지요."

대화는 매우 심층적이고 진지해졌다. 에너지 전송에 대해 나눈 어떤 자리보다 즐겁고 의미를 느낄 수 있는 자리였다. 인체에 대한 지식의 깊이에 나는 몹시 숙연해졌을 뿐만 아니라, 에너지 전송의 체계적 가능성을 가늠할 수 있었다. 나는 약간 흥분된 톤으로 말했다.

"뉴런의 수상돌기를 한번 생각해 보죠."

"아, 피부 깊숙한 곳에 있는 뉴런 말이죠? 말씀하신 수상돌기가 바로 모근(毛根)을 감싸고 있지요. 그런데 피부의 털이 움직일 때마다 뉴런들이 자극을 받는 것입니다."

"예, 알지요. 파치니 소체의 수용기들이 마치 양파처럼 겹겹이 둘러싸고 있어요. 우리가 에너지 전송을 시도할 때 인체의 문제성 부위에 놀라운 효과가 일어날 수 있는 것도 이러한 것들의 역할을 통해 가능한 것이지요."

"선생님은 수많은 임상을 가지고 계시다고 들었습니다. 양·한방으로도 접근하기 어려운 뇌를 재구성하는 일이니, 브레인 디자이너(Brain-Designer)라고 해야겠군요. CST 시술에 따라서는 하나의 문제가 해결되기 위해 다양한 임상결과들이 나타난다고 하는데……."

"저도 처음에 많은 의문을 가졌어요. 에너지 전송을 시도할 때 우리가 느끼게 되는 다양한 느낌들, 이를테면 열감, 율동, 통증, 압박, 냉증 등을 어떻게 일반적으로 과학적으로 설명할 수 있을까? 이게 고민이었어요."

나의 말을 듣고 고개를 끄덕거렸다. 나는 말을 계속 이었다.

그런데 인체에 존재하는 감각수용체에 대해 설명하려고 하자,

"아, 저도 문득 느낌이 옵니다. 다양한 느낌들을 인식하는 각기 다양한 감각 수용체들과 연관이 있다는 말씀 아닌가요? 이러한 감각 신호들은 척수를 통해서 뇌의 연수에 있는 망상체에 집합되지요. 그리고 제4뇌실의 자극은 연수를 활성화할 수 있는 방법으로 아주 효과적인 CV-4 기법도 있어요. 망상체로 올라온 신호들은 이후 대뇌 피질의 운동영역과 감각영역으로 정보가 전달되지요. 그래서 에너지 전송 기법에서 손이 두정부에 가 있는 것입니다."

"정확히 보셨습니다. 파치니 소체처럼 깊은 압력이나 빠른 진동 같은 감각을 수용하는 소체가 있는가 하면, 마이스너 소체처럼 느린 율동이나 감촉의 변화 등을 수용하는 소체도 있지요. 또한 온도와 압력의 변화를 감지하는 루피니 소체 등도 있고, 통증이나 냉증 등을 감지하는 소체도 각각 존재합니다."

"네, 이제 알 것 같습니다. 브레인 디자인(Brain-Design)이 쉬운 일은 아니지요. 에너지 전송 테크닉시 일어나는 다양한 느낌 등은 결국 인체의 치유 과정 속에서 발생하는 현상이 분명합니다. 중요한 것은 우리 인체는 반자동시스템이라는 것입니다. 문제가 있는 부위를 뇌가 신호를 보내 부목화시킵니다. 더이상 악화되지 않도록 말입니다. 한 번 충격 받은 멍든 뇌는 스스로 회복되지 않아요. 서서히 퇴행(퇴화)될 뿐이죠. 두개천골계통을 이해한다면 잘 알 수 있습니다. 뇌가 퇴행되면 그것이 바로 뇌기능장애이고, 즉 난치병에서 서서히 불치병이 되는 것이죠. 그때는 약물복용이 소용없어요. 두개골과 뇌의 상호관련성을 이해해야 합니다. 또한 두개천골요법 중에서 에너지 전송은 더욱 고차원기법입니다. 또한, 예민한 치유감각은 수많은 경험을 통해서 얻어지는 것이

뇌의 기능 변화단계

1. 건강 최고의 뇌

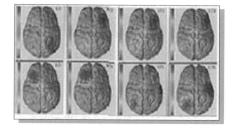

2. 건강한 일반인의 뇌

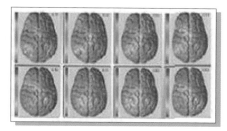

3. 허약한 뇌 – 기능저하

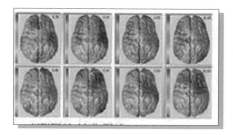

4. 스트레스의 뇌 – 병 아닌 병

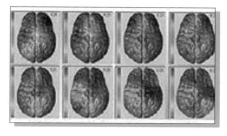

5. 뇌기능장애 – 질병 유발

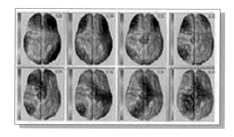

6. 뇌기능장애 – 노화, 난치병

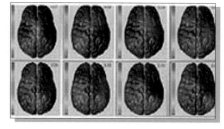

지, 그냥 주어지는 것은 아닙니다. 인체에 대한 풍부한 해부학, 신경생리학, 심신상관의학, 정신신경면역학, 동양철학과 자연의학의 풍부한 지식과 우주를 이해하는 마음도 길러야 하지요."

"맞습니다. 처음에는 에너지 전송의 매커니즘과 다양한 반응들을 어떻게 설명할 수 있는 방법이 없을까 고민했는데 얘기를 풀어나가다 보니 이런 것들과 연관이 있습니다. 우리가 에너지 전송을 시도할 때 검지와 중지로 만들게 되는 V의 모양이 결국 인체에 접촉하는 셈인데, 이는 감각신경 말단이면서 접촉을 통해서 촉각을 통해 감각을 수용하는 감각수용체의 영향이라는 확신이 섭니다."

그날, 현산 선생을 만나 나눈 대화는 뜻밖의 소득이 있었다. 나는 혼자서 망설이던 생각들을 정리하고 공유할 수가 있었다. 나는 에너지 전송의 체계를 위해 정리하고 있던 원고지 더미에 함께 나눈 대화의 핵심을 기록해 넣었다. 이제 어느 정도 V-spread의 놀라운 치유력에 대해 설명할 수 있는 계기를 마련했다는 생각이 들었다.

어떤 내용이든 스스로에게 확신이 서지 않으면 단정지어 공표할 수 없다. 그러나 이제 스스로에게 확신이 섰기 때문에 현산 선생과의 만남을 통해 나눈 내용들이 에너지 전송의 체계를 확립하는 데 커다란 이정표가 되지 않을까, 하는 생각마저 들었다. 에너지 전송이야말로 관심을 가질수록 빠져들 수밖에 없는 매력을 지닌 테크닉이 아닌가? 인류의 중심에 이런 놀라운 테크닉을 접하게 되는 것도 이 시대를 살아가는 우리들의 축복이 아닐까 생각한다. 나는 오늘도 행복한 꿈을 꾼다. 우리나라 국민 모두가 치유사가 되는 꿈을.

에너지 전송… V-spread! No problem. You can do it!

에너지 전송의 과학적 원리

전 미시간 주립대 존 업레져 교수는 에너지 전송이 놀라운 효과에 대하여서는 과학적으로 설명할 수 없는 일이라고 했다. 하지만 그는 믿기 어려운 치유적 임상에 대해서는 반드시 믿어야 한다고 거듭 강조했다. 필자는 이렇듯 자연이 우리에게 준 행운의 황금열쇠, 즉 V-spread 에너지 전송의 신비한 효과에 대해 호기심을 갖고 연구해 오던 중 존 업 레져 교수의 말과 달리 과학적 이론들과 연관되어 있음을 발견했다. 그것이 바로 이 책에 설명한 과학적 이론들이다. 따라서 에너지 전송의 놀라운 치유 효과는 과학적 근거가 분명히 존재하고 있다는 것이다.

에너지 전송 테크닉을 시행할 때에 피시술자는 자신의 몸에서 무슨 일이 일어나고 있는지 모르며, 장차 어떤 일이 일어날 것인지도 예측하지 못한다. 인체의 변화가 피시술자 자신의 상상력과 무관하게 일어나는 것이다. 그러나 상상력을 통해 자기조절이 가능하게 할 수도 있다. 정신은 마음 에너지에 의해 조절되고 상상력에 의해 지배된다. 따라서 정신은 몸의 내부와 외부에서 일어나는 염력(念力)현상이다. 마음 에너지는 정신과 물질을 연결하는 매개체라 할 수 있는 것이다.

에너지 전송 V-spread의 과학적인 원리에 대해서는 물리 시간에 공부했던 내용을 가지고 나름대로 간단하게 설명하고자 한다.

물체가 에너지를 전자파의 형태로 방출하거나 흡수하거나하는 현상을 열방사(방사전열)라고 한다. 물체를 구성하는 분자와 원자는 복잡한 열운동을 하고 있기 때문에, 이것에 부수되는 전자의 운동에 의해 전자파가 방사된다. 또한, 분자와 원자의 열운동의 격렬함은 온도에 의해 결정되기 때문에 물체가 방출하는 열방사의 성질(파장과 에너지)도 물체의 온도만으로 정해진다. 열방사는 떨어져있는 물체끼리 사이에서 직접 에너지의 수수가 이루어지는 전열형식이다. 방사전열에서는 그 물체로부터 방출되는 열방사에너지의 방사특성과 그 물체에 입사하는 열방사에너지의 흡수특성이 있다. 물체로부터의 열방사에너지는 그 물체의 온도, 파장, 방사의 방향에 의해 다르며, 물체에 입사하는 열방사에너지의 흡수특성은 물체의 온도와 입사하는 열방사 에너지의 파장 등에 의해 다르다.

열방사 이론으로 에너지 전송 V-spread의 설명이 가능한데, 에너지 전송 V-spread라는 것도 일종의 기-에너지 수수방식이다. 우리 몸의 기-에너지는 전자파의 일종이므로 위에서 설명한 것과 마찬가지의 물리현상이 일어나게 된다. 열에너지와 전자파의 운동에너지에 대한 상호 수수현상으로 설명할 수 있는 것이다. 에너지 준위차에 따라서 전자는 불안정상태에서 안정화되려고 하면서 여러 가지 물리적 형상들을 나타내는 것이다.

에너지 전송 V-spread의 경우에도 피시술자의 신체부위에 손가락을 대고서 일정 시간이 지나면, 피시술자의 몸에서 꿈틀거리는 Wobbling현상이 나타나거나, 미세전기의 감전느낌이나, 더운 열기가 느껴지는 것은 시술자의 몸에서 나온 전자파의 방사가 피시술자의 몸에서 분자의 열운동과 전기적 작용, 열방사 에너지의 흡수 형태로 나타난 것을 알 수가 있다. 기-에너지는 극초단파보다 주파수가 짧은 전자파 에너지이다. 이것이 열에너지로 변환되는 현상을 나타내는 것은 당연한 일이다. 양자물리학적 설명도 가능하다. Mcpartland 박사의 공명이론(Entrainment effect, 1977), Fritz Smith 박사의 에너지 필드이론(Energy-Field theory, 1986), Beardon 박사의 전일 에너지 양자의식이론(Holo-enegetic Quantum Consciousness theory,1990) 등도 참고하기 바란다.

V-spread

에너지 전송 임상

1. 두통과 어깨 통증

1. 두통(스트레스로 인한 고질적인 편두통, 약을 먹어도 통증이 나아지지 않을 때, 이유없이 통증이 있을 때 등)

2. 무리한 활동 혹은 잠을 잘 못자서 어깨가 결릴 때

3. 물리적인 충격으로 인한 어깨 통증

두정부 Parietal region와 삼각근부 deltoid region

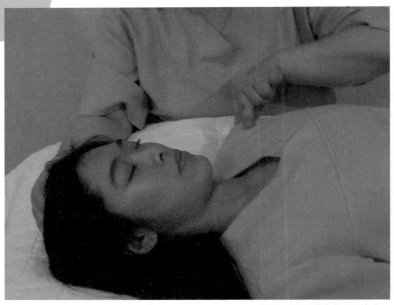

모델 : CST 테라피스트 이 슬

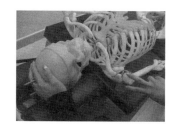

1. 시술자는 피시술자의 어깨 통증이 있는 쪽에 위치한다.

2. 시술자는 한 손을 펼쳐 피시술자의 두정골에 가볍게 얹는다.

3. 나머지 손은 검지와 중지를 이용하여 V(브이) 모양을 만들어 아픈쪽
   어깨 끝에 위치하여 두정골을 향해 에너지를 전송한다.

Tip

두통만 존재할 시에는

양손의 검지와 중지를 이용하여 각각 V(브이) 모양을 만든다. 한 손은 아픈 부위와

나란히 위치하고, 나머지 손은 아픈 부위의 반대방향에서 아픈 쪽에 위치한 V(브이)

모양의 손가락 사이로 총을 쏘듯 에너지를 전송한다.

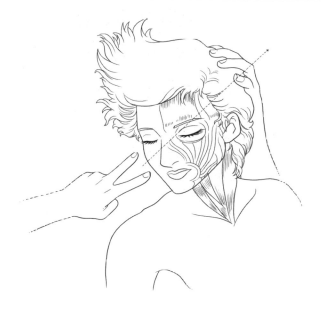

2. 눈(안)질환

1. 백내장, 녹내장 등 중증 안질환
2. 눈이 시리고 건조한 안구건조증
3. 눈병, 결막염 등의 각종 안질환
4. 눈이 피로하여 자주 충혈될 때
5. 눈에 이물질이 들어갔거나 물리적 충격으로 고통이 따를 때
6. 형광등이나 밝은 햇빛에 약하고(광과민성), 책(글자)을 읽기 힘든 얼렌증후군

안와부 Orbital region

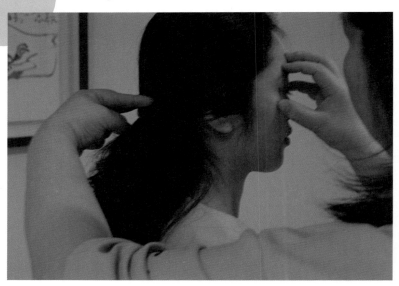

1

1. 시술자는 한 손으로 컵 모양을 만들고 나머지 손으로는 검지와 중지를 이용하여 V(브이) 모양을 만든다.

2. 컵 모양의 손은 피시술자의 아픈 쪽 눈을 감싸고 그 반대쪽에서 V(브이) 모양의 손을 이용하여 총을 쏘듯 에너지를 전송한다.

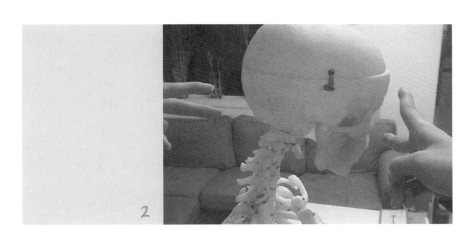

1. 시술자는 양손의 검지와 중지를 이용하여 각각 V(브이) 모양을 만든다.

2. 피시술자의 아픈쪽 눈을 시술자의 V(브이) 모양 손가락 사이에 위치하고, 나머지 손은 그 반대쪽에서 총을 쏘듯 에너지를 전송한다.(아픈 쪽에 위치한 V(브이) 모양의 손가락 사이로 빠져나간다고 생각한다.)

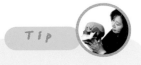

TIP

1번 방법에서 사용한 컵모양의 테크닉은 국소 부위 어디에나 적용 가능하며, V(브이) 모양의 테크닉과 함께 적용할 수 있다.

3. 귀 질환

1. 고름이나 상처, 중이염이 있을 때
2. 돌발성 난청, 이명현상이 있을 때
3. 일시적으로 귀가 먹먹하거나 이유 없는 통증이 있을 때
4. 물이나 먼지 등 각종 이물질로 인해 답답할 때

측두부 temporal region(아래의 사진은 오른쪽 귀가 아플 때)

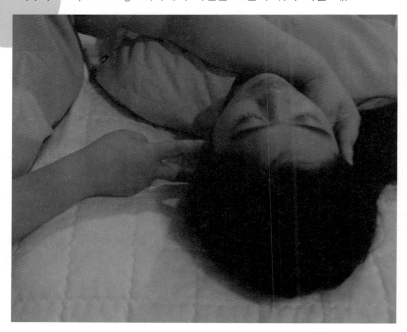

1

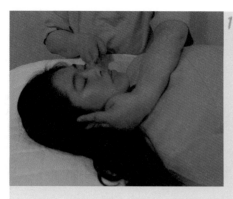

1-2

1. 시술자는 양손의 검지와 중지를 이용하여 각각 V(브이) 모양을 만든다.

2. 한 손은 아픈 귀 사이에 나란히 위치하고, 나머지 손은 반대쪽 측두부에서 아픈 쪽 귀에 V(브이) 모양의 손가락 사이로 권총을 쏘듯 포지션을 취하여 에너지를 전송한다.

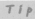

TIP

사진과 같이 어느 한 쪽에서 시행하여도 무방하며 시술자의 머리 윗쪽에 앉아서도 에너지 전송이 가능하다.

조건이 갖춰지지 않았을 때는 피술자가 앉거나 서서, 그리고 시술자가 피시술자의 뒤쪽에 위치하여 에너지 전송이 가능하다.

4. 목(설골), 상부호흡기(흉곽)

1. 호흡기의 감염으로 인한 염증 및 가래

2. 마른 기침이 많이 나고, 침이 마르는 등 목이 아플 때

3. 천식 등의 호흡기 질환 및 갑상선 질환(갑상선 기능저하 · 기능항진 등)

4. 호흡곤란 및 가슴이 꽉 막힌 듯 답답하고 아플 때(울화증)

5. 숨이 차고, 숨 쉬기가 힘들 때

6. 동물의 털이나 먼지, 특정 음식물이나 생선가시 등이 목에 걸렸을 때

설골부 Hyoid region

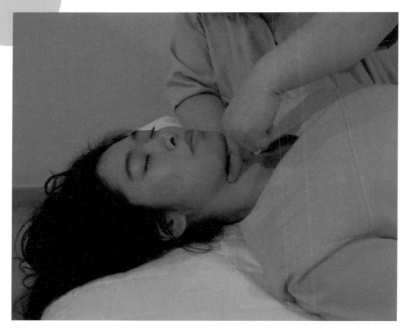

흉곽부 Hyoid region

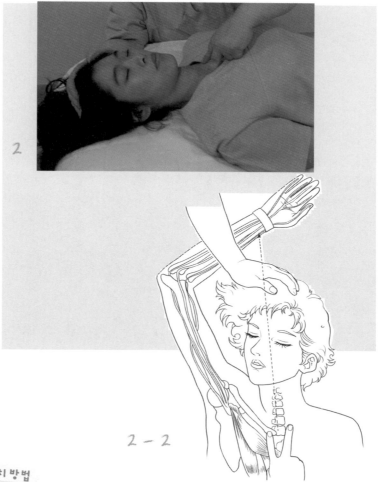

2

2 - 2

처치방법

1. 시술자는 양손의 검지와 중지를 이용하여 V(브이) 모양을 만든다. 한 손은 피시술자의 경추 2~5번에 걸쳐 V(브이) 포지션의 손가락을 넓게 벌려 위치하고, 한 손은 설골에서 하부를 향해 에너지를 전송한다.

2. 시술자의 한 손을 펼쳐 피시술자의 두정부에 가볍게 얹는다. 나머지 손은 검지와 중지를 이용하여 V(브이) 모양을 만들어 흉곽에 위치하고 두정부를 향하여 에너지를 전송한다.

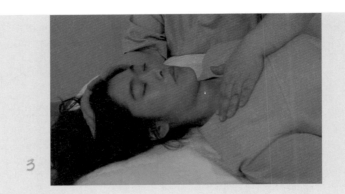

(흉골 Sternum)

3

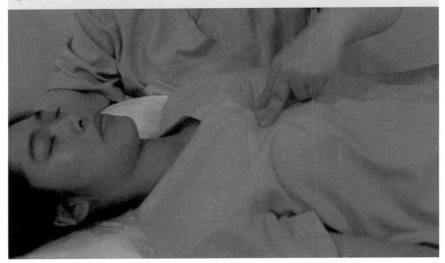

4

3. 시술자의 한 손을 펼쳐 피시술자의 두정부에 가볍게 위치한다. 나머지
손은 엄지와 검지를 주축으로 큰 V(브이) 형태를 만들어 피시술자의 흉
곽 전체를 감싸듯 가볍게 위치한다.(2번 방법과 같은 증상에 적용할 수
있으며, 번갈아서 적용하면 더욱 좋다.)

4. 시술자의 한 손을 펼쳐 피시술자의 두정부에 가볍게 위치한다. 나머지
손은 검지와 중지를 이용하여 V(브이) 모양을 만들어 흉골(중단전)에 위
치하고 두정부를 향하여 에너지를 전송한다.

134

정말 그런 일이?

　　에너지 전송의 치유효과에 대해 신비롭다는 사람들이 많다. 기적이 아닌데도 이렇게 말들을 하는 것이다. 어떻게 그런 일이 일어날 수가 있지? 병원에서 아무리 애를 써도 낫게 하지 못한 일을 어떻게 불과 몇 번의 테크닉으로 해결할 수가 있지? 사람들은 눈 앞에서 일어나고 있는 사실을 바라보면서도 믿기지 않는다는 표정들을 한다. 에너지 전송은 이렇게 놀랍고 신비한 요법이다.

　　오랫동안 고통 받아왔던 통증이 어떻게 에너지 전송을 통해서 감쪽 같이 해결할 수가 있는지, 짧은 기간 몇 번의 시술로 치유가 가능한지, 나도 역시 처음에는 다양한 것들이 의문투성이였다. 그럼에도 오랜시간 많은 경험을 통해서 나는 하나의 다짐을 스스로한테 부여했다. 의문을 갖기보다 확신을 가져야 한다고 주입했다. 에너지 전송 테크닉을 하면 치유의 확신이 오는 것이다. 나는 이렇게 자신에게 다짐했다. 수많은 경험을 통해서 오는 자신감이다.

　　나는 여기에 어느 정도 에너지 전송의 원리를 제시해 두었다. 에너지 전송의 원리를 정확히 이해하려면, 우선 골치 아픈 양자 물리학에 대한 공부가 필요하다. 그리고 우주에 대한 깊은 이해가 있어야 한다. 처음부터 말했듯이 이론으로 정립할 수 있을 정도의 학설로 제시하는 것은 어려운 일이며, 우리가 인류의 행복과 복지 차원에서 누릴 수 있어야 하는 것은 당연한 것이기에 이런 노력들을 시도하고 있다. 그리고 이러한 행위는 누구라도 당연한 것이다. 내가 깨닫고 느낀 것들을 여러 사람들도 깨닫고 느끼며, 혜택을 공유할 수 있도록 하는 것은 어쩌면 인간의 보편적 정서일지 모른다.

우리가 에너지 전송의 치유효과를 아무리 믿고 따른다 해도 부족하다는 것은 이를 통해 파악할 수 있다. 우리는 무조건 믿고 따라야 한다. 그냥 속는다는 셈치고 한 번 하고 두 번 하다보면 놀라운 변화를 가져올 수 있는 것, 이것이 바로 에너지 전송의 마력이다. 간절한 염원과 에너지 전송 시행!

믿고 따른 자가 질병도 정복한다. 세상은 살아남은 자가 정복한다. 다른 고통이나 다른 문제들에 관한 것도 마찬가지라고 생각한다.
나 자신의 건강뿐만 아니라, 질병으로 고통받는 이웃들에게 사랑의 봉사를 할 수가 있다. 사랑은 베푸는 자의 기쁨이라 할 수 있겠다.

1. 술, 비만, 당뇨병 등으로 인한 간염, 지방간 등
2. 초기 간 질환에서 악화된 간병변, 간경화, 간암, 만성간염, 급성간염 등 각종 간질환(통증을 감소 혹은 완화시킨다.)
3. 불규칙한 생활로 인한 피로감의 증가와 간기능의 저하

두정부 Parietal region와 오른쪽 하늑부 hypochondric region

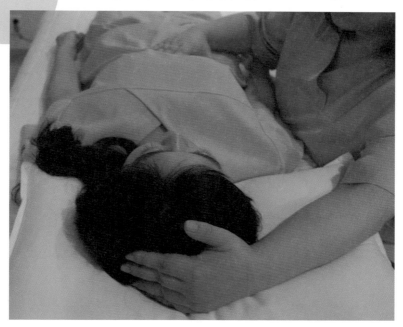

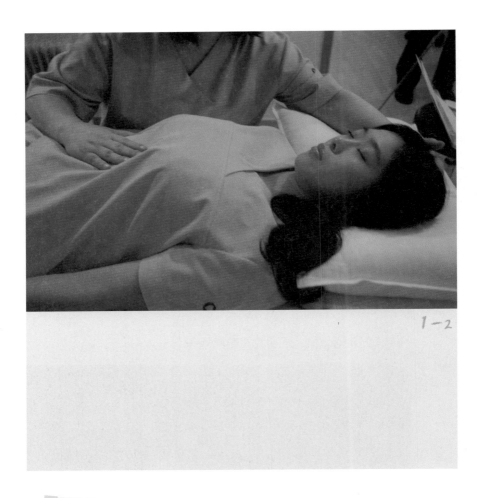

1-2

시술자는 피시술자의 오른쪽에 위치한다.

1. 시술자의 왼손을 펼쳐 피시술자의 두정부에 가볍게 얹는다. 오른손은 엄지와 검지를 주축으로 큰 V(브이) 형태를 만들어 피시술자의 오른쪽 하늑부(간)에 위치하여 두정부를 향해 에너지를 전송한다.

오른쪽 하늑부 hypochondric region와 흉골 Sternum

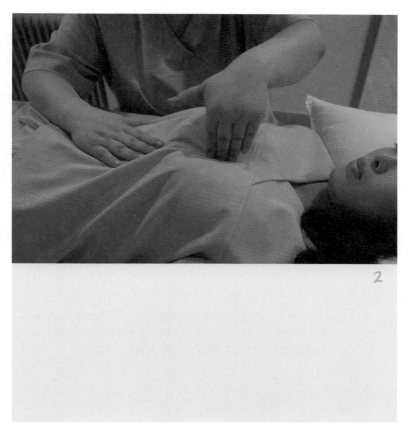

2

2. 시술자의 왼손은 꼿꼿히 세워 피시술자의 흉골(정확히는 양 가슴 유두
   사이)에 위치한다. 오른손은 엄지와 검지를 주축으로 큰 V(브이) 형태를
   만들어 피시술자의 오른쪽 하늑부(간)에 위치하여 두정부를 향해 에너지
   를 전송한다.

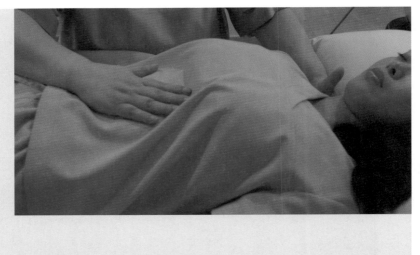

3. 시술자의 왼손은 넓게 펼쳐 피시술자의 경추 7번 아래에 위치한다. 오른
손은 엄지와 검지를 주축으로 큰 V(브이) 형태를 만들어 피시술자의 오른쪽
하늑부(간)에 위치하여 두정부를 향해 에너지를 전송한다.

Tip

시술 시에 피시술자의 상태에 따라 통증이나 열감, 피시술자의 몸의 떨림(wobbling)
등을 느낄 수 있으며, 보통의 경우에 7분이면 충분하나 반응에 따라 시간을 늘려 충
분히 풀어주도록 한다.

6. 심장 질환

1. 가슴이 두근거리거나 호흡곤란 증상이 있을 때(흥분, 시험불안, 강박증 등)
2. 흉통, 피로감, 압박감 등 심장질환 관련 증상이 있을 때
3. 중증의 심장질환으로 발전 가능성이 있을 때
4. 협심증, 심근경색 등 중증의 심장질환

심장 Heart과 수근부 Carpal region

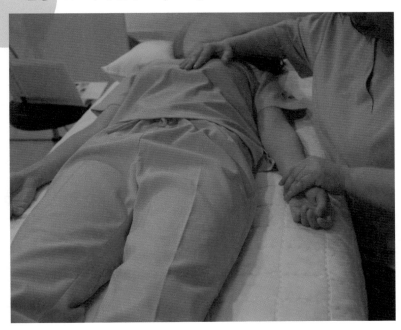

시험 때만 되면 평소와 달리 가슴이 두근두근, 심장이 벌렁벌렁한 학생들이 많다. 이 테크닉을 받으면, 불안과 초조, 강박증에 대한 해결을 보게 되고, 이런 어려움에서 벗어날 수 있다. 시술자도 때로는 함께 전이가 되어 10초 정도에서 이런 현상을 겪는데 곧 방출되고 활력을 되찾는다.

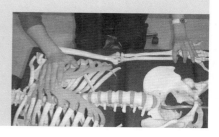

1-2

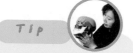

(시술자는 피시술자의 왼쪽(심장이 위치한 쪽)에 위치한다.)

피시술자는 손바닥이 하늘을 향하도록 하여 팔을 나란히 펴고 눕는다.

시술자의 왼손은 검지와 중지를 사용하여 V(브이) 모양을 만들어 피시술자의 왼손목을 가볍게 잡는다.

오른손은 피시술자의 왼쪽 가슴 2/3지점(심장)에 위치하여 에너지를 전송한다.

Tip

1. 정상적인 경우에 심장의 1/3은 오른쪽에, 2/3는 왼쪽에 위치하고 있다.

2. 시술 시에 피시술자의 상태에 따라 통증이나 열감, 피시술자의 몸의 떨림(wobbiing) 등을 느낄 수가 있으며, 보통의 경우에 7분이면 충분하나 반응에 따라서 시간을 늘려 (심장은 15분 이하) 충분히 풀어주도록 한다.

7. 위장질환-복통(배앓이)

1. 과식, 소화불량, 식중동 등 음식물에 의해 탈이 났을 때
2. 배뇨곤란(변비, 설사) 혹은 그로 인한 복통
3. 생리통 혹은 여러 요인에 의한 급성 복통
4. 막연한 복부불쾌감 및 장이 꼬이는 듯 아플 때

흉골부 Sternal region 하복부(배꼽 아랫부분)

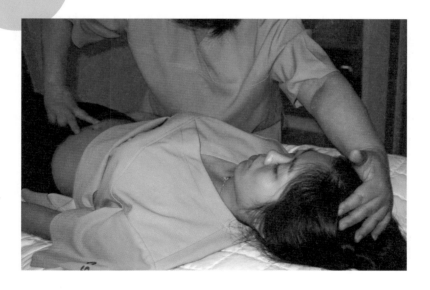

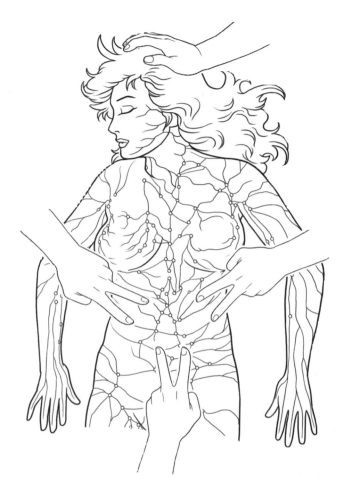

◀응용테크닉 : 다수의 손

시술자의 한 손을 펼쳐 피시술자의 두정부에 가볍게 얹는다.

오른손은 검지와 중지를 이용하여 V(브이) 모양을 만들어 하복부(배꼽 아래)에 위치하고 두정부를 향하여 에너지를 전송한다.

1. 척추의 협착으로 인한 퇴행성 질환 및 디스크, 만성적 요통 등

2. 무리한 활동 혹은 물리적 충격으로 인해 척추가 손상 받았을 때

3. 장시간 바르지 못한 자세나 같은 자세로 인해 척추가 바르지 못할 때

두정부 Parital region와 경추 Cervical Vertebral(목이 아플 때)

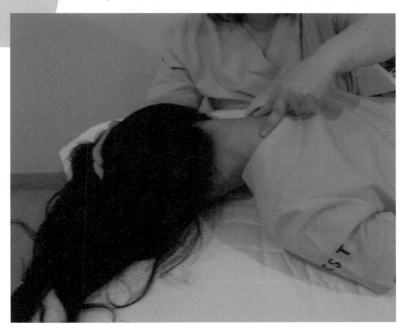

1

1-2

처치방법

① 시술자는 피시술자를 엎드리게 한 다음 한 손을 펼쳐 두정부를 가볍게 얹는다.

나머지 손은 검지와 중지를 이용하여 V(브이) 모양을 만들어 경추 7번에 위치하고 두정부를 향하여 에너지를 전송한다.

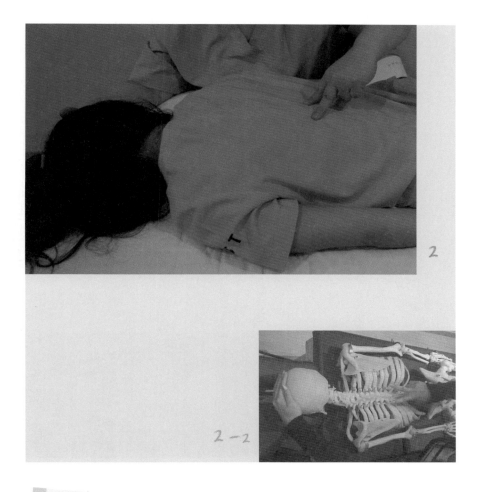

② 시술자는 피시술자를 엎드리게 한 다음 한 손을 펼쳐 두정부에 가볍게 얹는다.

나머지 손은 검지와 중지를 이용하여 V(브이) 모양을 만들어 흉추 7~8번에 위치하고, 두정부를 향하여 에너지를 전송한다.

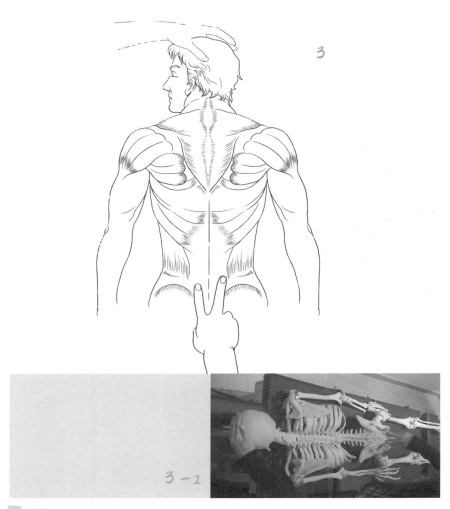

3

3-2

③ 시술자는 피시술자를 엎드리게 한 다음 한 손을 펼쳐 두정부에 가볍게 얹는
다.

나머지 손은 검지와 중지를 이용하여 V(브이) 모양을 만들어 요추 5번에 위
치하고, 두정부를 향하여 에너지를 전송한다.

Tip

엎드려 있는 피시술자는 양손을 포개어 이마를 받치고 있거나, 고개를 옆으로 돌리
는 등 본인이 편한 자세를 취하도록 한다.

21세기는 양자의학

– 그 중심에 있는 에너지 전송 테크닉

오늘날은 양자역학 시대에 해당한다. 우리가 일상에서 활용하고 있는 IT 제품들은 바로 이것과 관련이 있다. 우리의 편리한 생활은 이미 양자의 세계가 지배하고 있다. 양자역학은 자연철학의 사상과도 상통하며, 음양오행에 관한 것도 양자의 세계와 긴밀히 닿아 있다. 또한 인체는 에너지를 발산하는데. 그 에너지는 바로 양자 에너지라 할 수 있다.

이러한 에너지를 활용하여, 놀라운 치유의 세계에 닿을 수 있다는 것이 최첨단 과학자들의 생각이다. 놀랍게도 이들의 생각처럼, 여기 제시하고 있는 에너지 전송 테크닉을 통해 신비한 치유와 문제해결의 세계가 열리고 있음을 직접 경험할 수 있게 되었다.

현대의학의 맹점은 여전히 무증상의 상태에서 조기발견이 어렵다는 점이다. 그러나 양자의학은 인체와 우주에 존재하는 에너지장 내에서 미세한 변화를 포착함으로써 병증의 이상현상을 발견할 수 있다. 그럼에도 현대의학의 힘에 밀려 양자의학의 위대성은 무시되고 축소되어 왔다.

이제 이처럼 신비한 양자의학의 영역이 수면위로 떠올라 현대인들의 삶에 변화를 가져오고 있다. 우리는 다양한 환경오염과 유전자 변형 시대에 살고 있다. 뿐만 아니라 수많은 스트레스에도 노출되어 있다. 단순히 현대의학의 방식만으로는 치료능력을 모두 갖추기는 어렵다는 것이다. 화학 약품과 수술만으로는 사람을 고칠 수가 없다.

이러한 시점에서 에너지 전송 테크닉을 양자의학의 테두리로 이해하는 것도 괜찮을 것이다. 모든 생명체는 에너지를 갖고 있으며, 양자 에너지장에 의해 형성되고 조절된다고 한다. 에너지장에는 또한 정보가 담겨 있으며, 에너지장을 통해 정신적, 육체적 진단이 가능하다고도 한다.

우리의 몸은 반드시 에너지를 방출하고 있다. 에너지 방출이 없는 인체는 존재하기 어렵다. 태양열로 생명력을 끌어 올리듯이 에너지의 전송이 또한 신비로운 생명력을 이끌어 내는 것이다. 우주 안의 모든 만물은 상호간에 에너지를 주고 받는다.

늙고 병든 사람들의 에너지는 건강하고 젊은 사람들에 비해 미약해져 있다. 그들에게 우주의 충만한 에너지를 주입시킨다면, 생명력이 촉진될 것이 분명하다. 우주 안에 엄청나게 편재해 있는 에너지를 인체의 내부로 끌어들일 수만 있다면, 또한 막힌 에너지의 통로를 정상으로 되돌릴 수만 있다면, 우리의 건강 역시 상상하기 어려울 정도로 변화할 것이다.

우리가 에너지 전송 테크닉을 시도할 때, 인체 내부에 유입되는 에너지는 우리가 실제로 투여한 에너지 양보다 훨씬 많다. 에너지를 전송할 때, 우주에 존재하는 에너지도 함께 체내에 유입되기 때문이다. 이렇듯 인체의 에너지장과 우주의 에너지장이 서로 공명을 일으킬 때, 인체의 리듬은 최고로 활성화된다. 이때, 우주의 정보가 인체 내부에 전달된다고 믿는다. 우주의 에너지를 인체가 흡수하듯 우주의 정보를 또한 인체가 흡수하게 되는 것이다. 가령, 우주 안에 어떤 통증을 치료하는 수단적인 정보가 존재한다면, 이러한 정보가 에너지 전송 테크닉을 통해 인체에 전달 됨으로써 치유의 세계에 닿을 수 있음을 의미한다. 이는 정말 놀라운 상상력이다. 하지만 에너지 전송 테크닉을 시도해 보면, 이것은 다만 상상력이 아니라 놀라운 현실이란 것을 깨닫게 된다.

우리는 당장 이런 일들을 경험할 수가 있다. 에너지장이 자연치유력을 소유하고 있음이 입증되는 순간인 것이다. 치유를 간절히 바라거나, 인체의 다양한 문제를 해결하기 원한다면, 마음도 일종의 에너지를 지니고 있다는 양자의학의 중요한 믿음이 더욱 값지다는 것을 깨닫게 될 것이다.

그러나 더욱 중요한 것은 인체에 존재하는 에너지장의 해체구조를 해소할 수 있어야 한다는 점이다. 산성체질의 몸이나 활성산소의 과잉에 의한 불균형 상태, 부목화 되어버린 몸의 상태라면 순간적인 해결은 쉽지 않을 것이다.

체질의 변화를 이끌어 내고, 활성산소를 줄이며, 부목화 된 몸을 유연화 시키는 것이 먼저 요구된다. 이러한 요구를 갖추는 것은 CST나 SER(체성 감성)을 통해 가능하다. 따라서 에너지 전송 테크닉은 만성병이나 난치병에 있어서 CST나, SER을 함께 사용하면 더욱 놀라운 효과를 가져올 수가 있는 것이다. 인체의 구조적 변화는 내부 장기의 기능에도 변화를 일으킨다. 이러한 관점은 21세기 전인의학의 기본이라 할 수 있다.

양자의학의 핵심에서 반드시 기억할 것은 첫째, 마음은 에너지를 지니며, 다른 생명체로의 전달이 가능하고 둘째, 마음의 입자는 '사이트론'(=마음을 구성하는 아주 작은 입자)으로 되어 있는데, 몸 밖으로 나가 다른 사람에게 영향을 줄 수 있으며 셋째, 마음은 몸에서의 이탈이 가능하여 멀리에 있는 사람에게 간절한 치유의 마음(=에너지)을 전달할 수 있으며 넷째, 정신분석학자인 '프로이드'나 '융'의 말처럼 무의식 속에서 무한한 잠재의식을 활용해 질병을 치료할 수 있으며 끝으로, 조건없는 사랑의 마음은 우주의 기(氣)와 통해 육체의 질병을 치료할 수 있다는 점이다.

양자의학의 시대에 에너지 전송 테크닉이야말로 인류가 누려야 하는 값진 선물이라고 생각한다. 엄밀히 말해 에너지 전송 테크닉에 관한 이러한 호의는 양자의학의 인식으로부터 비롯된 것이라고 말해도 좋을 것이다.

9. 손 · 팔이 불편할 때

1. 물리적 충격으로 인한 통증이나 근육통
2. 가시와 같은 이물질이 박혀 빠지지 않을 때
3. 고름이나 상처로 인해 피가 나고 아플 때
4. 반복된 동작으로 인해 손목이 저리고 아플 때(팔목 터널 증후군)
5. 손가락이나 팔목을 삐었을 때

주관절, Elbow 과 수근골 Carpals

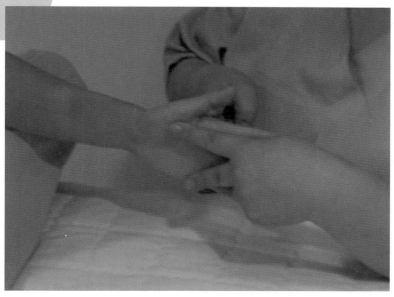

Step 1

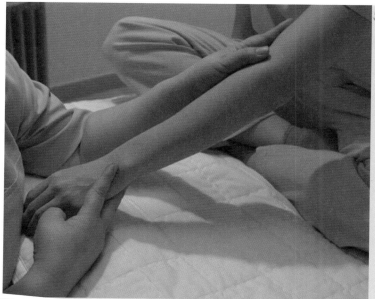

처치방법

1. 시술자는 양손의 검지와 중지를 이용하여 각각 V(브이) 모양을 만든다.
   한 손은 피시술자의 아픈 부위와 나란히 위치하고 나머지 손은 아픈 부
   위의 반대방향에서 아픈 쪽에 위치한 V(브이) 모양의 검지와 중지 사이로
   총을 쏘듯 에너지를 전송한다.

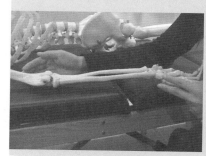

2-2

처치방법

2. 시술자의 한 손을 피시술자의 팔꿈치 인대(외측 혹은 내측)에 위치하고,
   나머지 손은 검지와 중지를 이용하여 V(브이) 모양을 만든 다음 팔목인
   대(외측 혹은 내측)에서 팔꿈치에 위치한 손을 향해 대각선 방향으로 에
   너지를 전송한다.

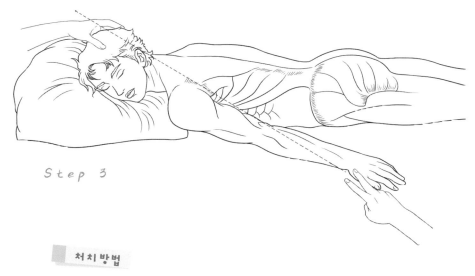

Step 3

처치방법

3. 피시술사는 아픈 쪽 팔을 나란히 하여 엎드리도록 한다. 시술자의 한 손
   은 펼쳐 두정부에 가볍게 얹고 한 손은 검지와 중지를 이용하여 V(브이)
   모양을 만든 다음 팔목에 위치하고 두정부를 향하여 에너지를 전송한다.

10. 발목, 무릎 및 대퇴부

1. 과격한 운동으로 인해 인대에 손상이 생겼을 때(십자인대 등)

2. 하지 순환장애, 무릎부종, 관절염 등으로 고생할 때(보행이 불편할 때)

3. 물리적 충격으로 인하여 (엉덩방이 찧기 등) 통증이 따를 때

4. 좌골신경통 등 무릎, 대퇴부에 걸친 관련 질환

슬와부 Popliteal region 와 발목 Ankle

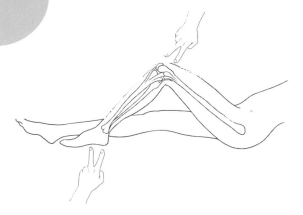

처치방법

(시술자는 양손의 검지와 중지를 이용하여 각각 V(브이) 모양을 만든다.)

1. 시술자의 한 손은 피시술자의 무릎(내측인대 혹은 외측인대)에 위치하고, 나머지 손은 발목(외측인대 혹은 내측인대)에 위치하여 아픈 부위의 V(브이) 모양의 검지와 중지 사이로 총을 쏘듯 에너지를 전송한다.

서혜부 Groiu 와 슬와부 Popliteal

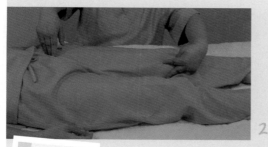

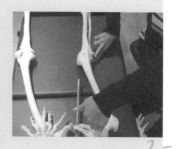

2. 시술자의 한 손은 꼿꼿히 펴서 피시술자의 서혜부(상부 혹은 하부)에 위치한다. 나머지 손은 검지와 중지를 이용하여 V(브이) 모양을 만든 다음 무릎(외측인대 혹은 내측인대)에서 서혜부에 위치한 손을 향해 대각선 방향으로 에너지를 전송한다.

두정부 Parietal region 와 대퇴부 Hip

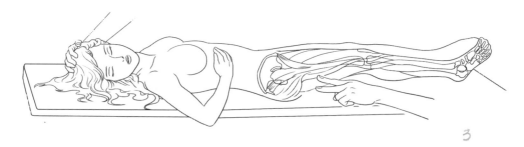

3. 시술자의 한 손을 펼쳐 두정부에 가볍게 얹는다. 나머지 손은 검지와 중지를 이용하여 V(브이) 모양을 만든 다음 대퇴부(외측인대 혹은 내측인대)에 위치하여 두정부를 향해 에너지를 전송한다.

슬와부 Popliteal region 외측인대와 내측인대, 전방인대와 후방인대

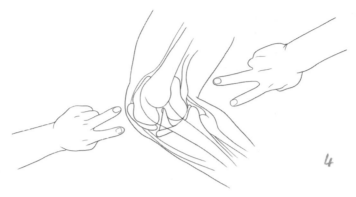

4

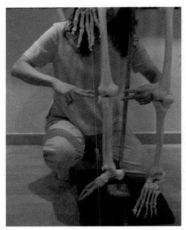

4-2

처치방법

4. 시술자의 두 손은 무릎의 내측인대 · 외측인대 혹은 전방인대 · 후방인대에 위치하여 아픈 부위의 V(브이) 모양의 검지와 중지 사이로 총을 쏘듯 에너지를 전송한다.

Tip

1. 상황과 장소에 따라 피시술자는 어떠한 자세로든(서거나, 앉거나, 눕는 등) 시술 받을 수 있다.

2. 양쪽 다리 모두 문제가 있을 시 번갈아서 적용 가능하다.

새로운 패러다임의 시대로

　　이제 우리의 인식을 달리해야 한다. 세상은 끊임없이 변하고 있다. 뉴턴의 시대가 가고, 아인슈타인 시대가 도래한 것처럼, 이제 다시 우리는 새로운 패러다임 시대를 열어가고 있다. 옛날에는 물질문명의 주도하에 과학의 인식이 필요하였지만, 이제 과학은 기존의 궤도를 뛰어 넘었다. 우리의 관심은 은하계 너머까지 뻗쳐 있다. 지금까지 확정적이던 학문의 체계 역시 새로운 패러다임을 수용하고 있다.

　　현재 서양에서 동양학의 관심이 불 붙고 있는 것도 이 같은 현실을 반영하고 있다. 의료체계에서 조차 동서의학을 수용하기 시작했던 것도 이와 그 맥을 같이 한다.

　　아인슈타인이 위대한 것은 절대적 법칙을 탈피, 상대적 관점으로 물질을 이해했기 때문이다. 물질은 언제나 에너지로 변하며, 에너지 또한 언제나 물질로 집약할 수 있다고 그는 주장했다. 이러한 관점의 탈피는 인류에게 가장 강력한 영향을 끼칠 수 있는 원자폭탄을 제조하기에 이르렀다.

소립자의 세계를 우리는 육안으로 볼 수가 없다. 은하계 밖의 별에 사는 생명체를 상상하기란 결코 쉬운 일이 아니다. 그럼에도 그곳에는 진실이 숨겨져 있다. 인간의 한계 때문에 실재하는 진실은 토막토막 끊어진다.

빛과 소리, 맛과 느낌, 냄새와 감촉 등은 신경계의 인식작용을 통해서 뇌에 연속적으로 전달된다. 우리는 이렇듯 존재하지만 볼 수 없는 연속적인 세계를 받아들여야 한다.

이제 그럴 때가 되었다. 에너지 전송에 관한 것들 역시 실재 일어나지만 믿기지 않는 놀라운 일들은 자체의 진실을 담고 있다. 우주의 진실이요, 세계에 대한 진실이다. 이제야말로 믿음을 통해 V-spread의 놀라운 치유의 효과를 경험하기 바란다.

※에너지의 실체 이동 경로

물체의 분해 → 분자 → 원자 → 전자&양자 → 중성자 → 소립자(진동성 회전)
※물질의 결합과 분리 에너지 생성
※우주는 하나의 에너지 장으로 연결되어 있다.
※자신과 가족의 건강은 내가 책임을 진다.

11. 뒤꿈치와 종아리

1. 물리적 충격으로 뒤꿈치가 아플 때
2. 무리한 운동으로 종아리 뒷근육이 불편할 때
3. 보행시 종아리와 발꿈치가 아프거나 불편할 때
4. 다리 부종 등

뒤꿈치가 아플 때

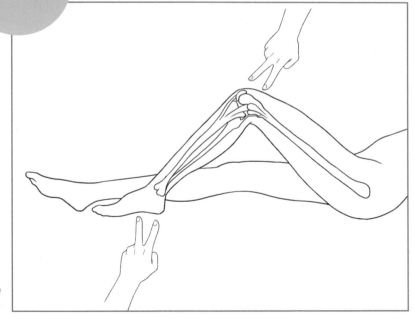

1

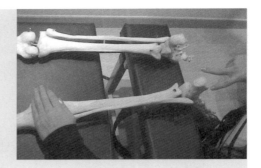

1-2

(피시술자는 편안히 눕거나 엎드린 자세를 취한다.)

1. 시술자는 한 손을 펼쳐 피시술자의 아픈 쪽 다리의 슬와·오금부에 전체
   적으로 위치한다. 나머지 손은 검지와 중지를 이용하여 V(브이) 모양을
   만들어 종골부에 위치하고, 슬와·오금부를 향하여 에너지를 전송한다.

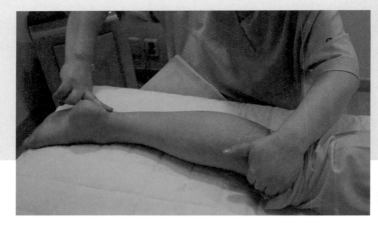

2

2. 시술자는 한 손을 펼쳐 피시술자의 슬와·오금부의 내측(혹은 외측, 그리
   고 번갈아서)을 전체적으로 가볍게 감싸준다. 나머지 손은 종골부의 외측(혹
   은 내측, 슬와·오금부에 위치한 손과 대각선 방향)에서 슬와·오금부를 향
   해 에너지를 전송한다.

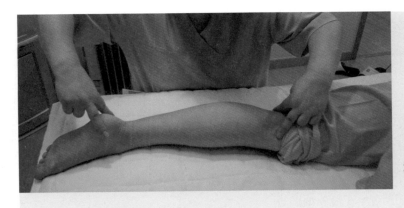

3

3. 시술자의 양손은 검지와 중지를 이용하여 V(브이) 모양을 만든다 한 손
   은 피시술자의 슬와 · 오금부에서 종골부를 향하여 V(브이) 포지션을 취
   하고, 나머지 손은 종골부의 외측(혹은 내측, 그리고 번갈아서)에서 슬
   와 · 오금부를 향하여 에너지를 전송한다.

12. 발과 발목

1. 무좀·습진이 있을 때
2. 물리적 충격으로 발등 및 발이 아플 때
3. 무리한 운동으로 발과 발목을 삐었을 때
4. 붓거나 염증이 있을 때
5. 이유없이 불편하거나 통증이 있을 때 등

종궁Longitudinal arch(발바닥)

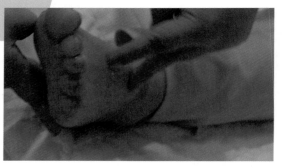

1

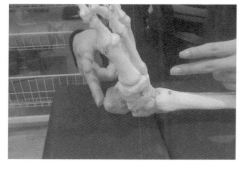

1-2

1. 시술자의 양손은 검지와 중지를 이용하여 V(브이) 모양을 만든다. 한 손은 피시술자의 아픈 발바닥 부위에 나란히 위치하고, 나머지 손은 발바닥에 위치한 V(브이) 모양의 검지와 중지 사이로 총을 쏘듯 에너지를 전송한다.

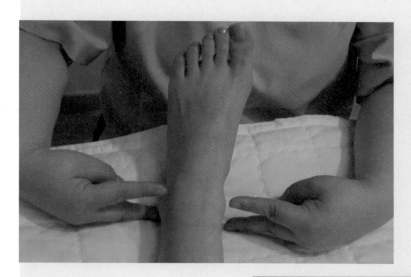

2

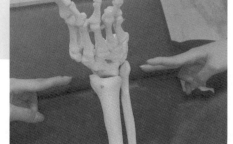

2 - 2

2. 시술자의 양손은 검지와 중지를 이용하여 V(브이) 모양을 만든 다음, 피시술자의 발복 내측과 외측에 각각 위치하여 총을 쏘듯 에너지를 전송한다.

165

증상	왼쪽다리를 접질러(염좌) 무릎·발목이 퉁퉁 붓고, 통증을 동반하며 걷기 힘들다.
포지션	왼손은 슬개골 안쪽에 컵 모양을 만들어 대고, 오른손은 복숭아뼈 아래쪽에서 상부를 향해 V자 모양을 했다.

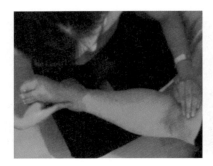 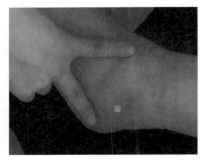

발과 슬개골 염좌를 위한 V-spread 에너지 전송포지션

전에 목욕탕에서 미끄러져 왼쪽 외측인대를 다치는 사고가 있었다. 다리가 통통 붓고 걷기가 힘들 정도였는데, 물리치료를 받았으나 차도가 없었고, 사정상 다른 치료를 하기 어려워 그때그때 임시적으로 조치를 취하고 있었다. 한동안 아무렇지 않다가 피로가 쌓인 어느날 아침, 잠자리에서 일어나려는데 다리를 쓸 수 없을 정도로 아프며 아킬레스건에 힘을 줄 수가 없어 왼쪽 다리로는 도저히 체중을 지탱할 수 없을 정도였다. 침을 맞고 파스를 붙여 임시조치를 했으나, 여전히 쩔뚝대며 걸었다. 그리고 다음 날 V-spread를 약 1시간 반 정도 시행했다.(보통 7분 이내 통증 사라짐)

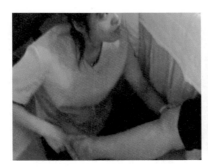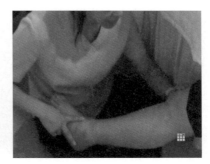

염좌로 고통을 호소하시는 피술자에게
V-spread 에너지 전송을 시도하다.

V-spread 전

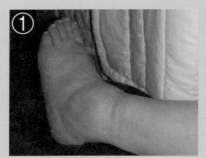

① 전체적으로 울퉁불퉁하다. 특히 복숭아 뼈를 비롯하여 발목 전체적으로 부어있으며 발등도 많이 부어있다.

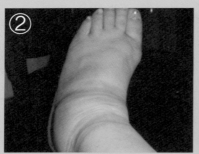

② 울퉁불퉁 부어있는 상태

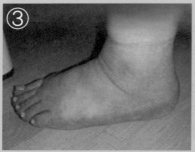

③ 옆 라인으로 보면 발등과 발목, 복숭아 뼈가 통통 부어 윤곽을 알기 힘들다.

V-spread 후

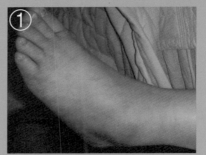

① 발등 안쪽과 발등의 이어지는 라인에 붓기가 많이 가라앉은 상태. 복숭아 뼈 뒤쪽과 아래 쪽으로 아직 부어있다.

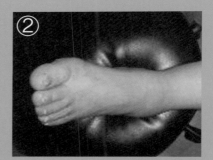

② 앞쪽 붓기가 많이 빠져 라인이 매끄러워졌다.

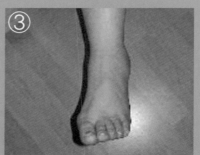

③ 발등과 발목의 붓기가 빠져 발 모양이 나옴. 옆 사진과 비교해 봤을 때 같은 다리라고 보기 힘들 정도이다.

새로운 생명체, 바이오 플라즈마란?

우리는 플라스틱 속에 엄청난 정보와 지식을 저장하는 시대에 살고 있다. 납작하고 딱딱한 플라스틱 조각의 위대함! 그 위대함의 창조자는 바로 인간이다. 인간은 플라스틱 내부에 매우 섬세한 회로를 연결함으로써 생명력을 불어넣었다.

이러한 인간의 어디가 그렇게 똑똑한가? 바로 인체가 똑똑한 것이다. 인체의 피부조직은 스스로 기억력을 지니고 있다. 그래서 티슈 메모리라는 말을 사용한다. 조직이 기억을 지니는 놀라움, 인체내부에 치유의 의사를 지니고 있다는 말이 결코 틀리지 않다.

모든 생명체에서 에너지가 감지된다. 물론 그러한 에너지는 눈에 보이지 않는다. 그래서 우리는 이를 제4의 물질이라 부른다. 천둥번개가 치는 날, 그 찰라의 번개, 섬뜩섬뜩 우리의 의식과 시선을 자르는 번갯불, 이러한 번개는 고도로 이온화된 물질이다. 형광등에서 산란하는 빛이 부화하듯 떨어지는 불빛 속에도 이온화 된 물질이 존재한다. 전문적인 용어를 빌리자면, 바이오 플라즈마 즉 이온 혹은 전자라는 것이다. 이러한 것의 실질은 바로 에너지인 것이다.

생명체에서 끊임없이 스며나오는 에너지! 건강한 사람은 몸에서 45cm내외의 에너지 장(場)을 형성하고 있다는 사진촬영에 서양의 과학자들은 성공했다. 생명체에서 끊임없이 나오는 빛, 즉 바이오 플라즈마는 태양표면의 변화에 동시적으로 변화한다고 한다. 빛이 지구에 도달하는 시간은 8분이나 되는데 바이오 플라즈마는 우주 어디에서나 동시에 작용한다는 것! 인체의 위대함이 입증되는 순간인 것이다. 우주 에너지 장이 하나라는 것은 나타나는 현상은 달라보여도, 결국에는 상호간에 영향을 미치게 된다. 나비효과와 같은 개념을 확대한 것이다.

인체의 놀라운 능력을 우리는 믿어야 한다. 무한한 능력이 잠재되어 있음을 우리는 믿어야 한다는 점이다. 우리 인간은 스스로 심층의식에 잠재하는 정보, 자신의 운명이나 전개될 인연들, 미래의 모든 비전들까지 예측할 수 있는 능력을 지니고 있다. 그러한 능력을 믿고 선택하는 것이 여기에 제시하는 치유의 플랜에 동참하는 것이다.

모든 선택은 우리의 의지일 뿐이다. 그렇기 때문에 우리의 의식이 중요한 것! 의식의 내면을 들여다 보아야 한다. 생명체에서 발견되는 보이지 않는 에너지, 제4의 물질인 바이오 플라즈마의 존재를 인식할 때, 우리의 상상력은 최대한 확대될 것이다. 그 상상력의 너머에 간절한 우리의 바람이 함께 존재한다. 특히 치유의 바람일 때, 그 무한한 능력의 확신은 성큼 다가서지 않을까?

1. 외상 후 스트레스 장애(PTSD), 폭행(교통사고, 성적 피해, 군대 기합, 화재, 전쟁 등)
2. 평소 잦은 스트레스로 인한 감정조절 문제(소아 감정충격, 부모의 잦은 싸움, 결손가정)
3. 모욕 등으로 인해 쉽게 치유되지 못한 마음의 상처(군대, 이혼, 다툼 등)
4. 홧병, 자율신경실조증, 우울증

두정부 Parietal region와 경추 Cervical Vertebral

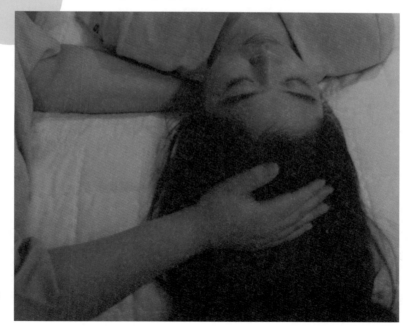

1

1. 시술자의 한 손을 펼쳐 피시술자의 두정부에 가볍게 얹는다. 나머지 손을 펼쳐 경추 7번 아래에 위치하고 에너지를 전송한다.

두정부 Parietal region와 흉추 Thoracic Vertebral

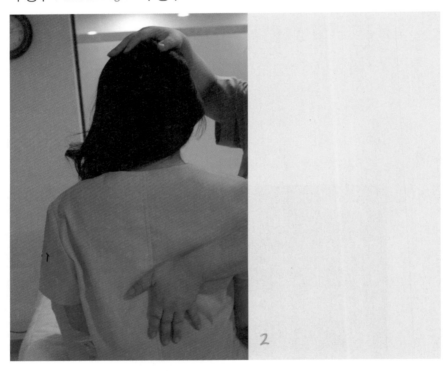

2. 시술자의 한 손을 펼쳐 피시술자의 두정부에 가볍게 얹는다. 나머지 손은 흉추에 손바닥 전체로 감싸듯 위치하고 에너지를 전송한다.

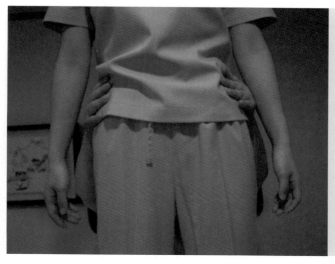

3

3. 시술자는 피시술자의 양쪽 장골능을 손바닥 전체로 가볍게 감싸안고(안으로 살짝 넣어주듯이) 움직임을 느끼며 에너지를 전송한다.

Tip

1. 1, 2, 3번의 경우에 모두 피시술자는 편하게 누워서 시술 받기를 권유하며, 상황이 여의치 않을 시에 피시술자는 앉거나 혹은 서서 이 방법을 적용받을 수 있다.

2. 이 테크닉은 30분 이상의 긴 시간을 필요로 하며, 때에 따라 피시술자가 다양한 반응(울거나 웃거나 소리치거나 몸이 움직이는 등)을 보일 수 있다.

3. 동시에 2명 이상의 시술자가 '응용테크닉 : 다수의 손'을 시행하면 더욱 좋다.

통증의 출발점

---에너지 전송은 히스타민을 강력히 활성화시킨다

통증은 근막에서 비롯된다. 근육은 하나의 겹(근막)이 아니라 여러 개의 겹으로 쌓여 있다. 닭을 잡을 때 처음 벗겨내는 바깥 껍질이 근막이다. 근막은 몸체를 전체적으로 덮고 있다. 그래서 근막은 필요에 따라 늘어나기도 하고 수축하기도 한다. 그런데 근막에 상처가 나거나 유착이 생기면 근막이 정상적인 움직임을 하지 못한다.

근막에는 통증 등을 인식하는 지각신경과 반사작용 등을 하는 운동신경이 있다. 근막에 문제가 생길 때 통증의 원인이 되며, 긴장의 원인이 된다. 우리 몸은 전기를 전달하는 전도체라 할 수 있는데 전기가 제대로 흘러가지 못하면 문제가 발생하게 되는 것이다. 근막이 유착되거나 근막에 곪은 현상이 나타날 때에 전기를 전달하는 전도체의 기능 역시 장애를 받는 것이다.

근막의 통증은 단순히 그 부위의 문제만을 의미하는 것이 아니다. 우리 몸에서 폐나 간 등은 통증을 느끼지 못하는 장기이다. 그런데 폐 등에 화농현상이 있을 때, 폐가 커지면 근막이 늘어나고 근막이 통증을 느끼게 된다. 수술시 상처가 크면 전기가 흘러가는 전도체의 저항이 크다. 이러한 것이 통증의 원인이 되기도 한다. 근막의 통증은 이처럼 심각한 정보를 제공하는 수단이 되기도 한다.

근육의 신진대사가 원활하지 않을 때 인체는 피로를 느낀다. 피로는 인체 내에 젖산이 쌓여서 나타나고, 젖산을 분해하면 피로가 풀린다. 젖산은 신경을 자극한다. 이러한 신경자극이 통증으로 나타나게 되는 것이다. 최초 아픈 지점, 즉 발통점(=Trigerpoint)이라 하는데 근막 통증의 특징은 통증이 방사된다는 점이다. 다시 말해 통증이 흘러간다는 것이다. 따라서 하나의 통증은 다양한 의미를 지닌다고 할 수 있다.

인체의 세포가 자극을 받으면 히스타민이 발생한다. 히스타민은 신경전달물질이며 생리작용을 조절하는 등 생명활동에 반드시 필요한 존재이다. 이렇게 중요한 역할을 수행하는 히스타민은 에너지 전송을 통해서도 발생한다. 히스타민은 혈관을 확장시키는 역할을 하므로 따라서 에너지 전송을 통해 인체의 활성화나 통증의 치료를 한다는 것은 당연한 귀결이다. 지압이나 강한 마사지 같은 강렬한 접촉은 오히려 활성화를 억제하며, 혈관을 축소한다. 스트레스, 과긴장, 고질병, 자율신경 장애, 우울증, 학습장애, 혈압이 높은 사람에게 압박은 금물이다. 강한 압박이 안티히스타민을 유발시킨다는 것을 잊어서는 안된다. 그러나 우리의 몸에 유익한 히스타민을 발생시키는 에너지 전송이야말로 그 어떤 경우에도 효과가 탁월하다.

V-spread를 경험하고

정말 신기한 경험

인간은 몸의 균형을 유지할 때 건강하다고 말할 수 있을 것이다. 하지만 인간은 세상을 살아가면서 외부 환경에 따라 인체의 균형을 잃게 마련이다. CST요법은 이러한 인체의 균형을 유지시켜 신체의 항상성을 강화해주는 치료법이다. CST요법을 받은 이후로는 편안하게 심신이 이완된 상태로 매번 가뿐한 몸과 상쾌한 기분으로 집으로 돌아갈 수 있었다.

한번은 어머니가 빙판길에 넘어져 팔을 다치신 적이 있었다. 그 때 원장님이 가르쳐 주신대로 손을 통해 치료에너지를 전송하는 'V-spread 에너지전송기법'을 따라해 보았다. 사실 나는 전혀 테크닉을 자유자재로 구사할 수 없는데도 그대로 따라했을 뿐인데 잠시 후 손가락에 꿈틀꿈틀 와블링 현상이 일어나기 시작했다. 그리고는 얼마 후에 어머니께서 팔에 통증이 사라졌다고 하셨다. V-spread 에너지전송 기법을 통하여 몸 안에 들어온 통증을 즉각 제거할 수 있음을 직접 확인한 신기한 경험이었다.

이 책에는 생활 속 다양한 상황에서 활용할 수 있는 V-spread 에너지전송 테크닉들이 아주 쉽게 소개되어 있다. 가까이 하여 건강한 인생을 사는데 큰 도움이 되길 바란다.

김재윤 (서강대학교 사학과 학생)

놀라운 회복력-수 많은 경험 사례

　　사람들은 어딘가에 부딪혀 다치게 되면 일단은 통증을 가라앉혀 주는 것이 먼저라고 생각한다. 그래서 진통제를 맞거나 약을 먹기도 한다. 그렇게 하여 통증이 사라지면 문제도 전부 사라진 것이라고 '착각' 하게 된다. 우리의 몸은 그렇게 단순하고 멍청하지 않다. 겉으로는 멀쩡해보이나 사람들이 다 나았다고 착각하는 '통증이 사라지는 순간' 부터가 우리의 몸의 문제의 시작점인 것이다. 그때부터 우리의 몸은 서서히 멍들어 간다. 그렇게 축적된 에너지 낭포는 언제인지 알 수 없는 가까운 혹은 먼 훗날 여러 가지 문제를 한꺼번에 몰고 오는 것이다. V-spread 에너지 전송 테크닉은 바로 이러한 문제점을 해결해 주는데 가장 큰 역할을 하고 있다. 약을 먹거나, 주사를 맞거나, 수술을 하지 않고서도 오히려 근본적인 해결이 가능한 것이다.

　　나에게 있어 CST는 '신뢰와 사랑 '이라고 정의할 수 있다. 그야말로 건강한 몸을 새로 탄생시키기 위하여 시술자와 피시술자간의 깊은 신뢰가 없이는 힘들 것이다. CST 응용테크닉의 하이라이트라고 할 수 있는 V-spread 에너지 전송 테크닉은 빠른 시간 안에 놀라운 통증회복력을 보여줌으로써 사람들에게 신뢰도를 쌓을 수 있는 좋은 계기가 되어 주었다. 단 7분만의 위력은 직접 경험해보지 못한 사람들은 느낄 수가 없는 감동이었다. 내 가족과 주변사람들과의 관계 또한 돈독해졌다. 뇌출혈로 쓰러진 할머니의 중환자실을 오가며 포지션 앤 홀드와 CST를 해드린 경험, 급체 후 갑갑함과 가슴통증을 호소하던 친구에게 횡격막 풀어주기와 V-spread를 결합하여 통증을 사라지게 했던 경험, 목욕탕에서 미끄러져 인대가 늘어나고 발목이 퉁퉁 부은 분께 V-spread의 다양한 테크닉을 망라하여 2번만에 한결 발목이 나아지고 붓기를 모두 가라앉게 했던 경험 등 CST와 V-spread 에너지전송의 조합은 그야말로 환상의 파트너이다. 또한 받으시는 분들 모두가 긍정적인 에너지를 가득 채워가셨다.

V-spread 에너지전송 테크닉은 쉽고 간편하게 익힐 수 있다. 이것은 특별한 사람들에게 주어진 특혜가 아닌 누구나 할 수 있는 대중적인 테크닉인 것이다. 시간과 장소에 구애 받지 않고, 단 두 손만으로 도움을 줄 수 있다는 것이 가장 큰 장점이다. 여러분도 할 수 있다. 믿고 따라해 보길 바란다. 일상 생활에서 이 테크닉을 구사할 수 있다는 것은 예민한 우리의 몸을 살리는 가장 효과적인 방법인 것이다.

이슬 (CST Therapist, 7년 차 과정)

'돈오'에게 베푼 에너지 전송

　　우리 가족이 사랑하는 강아지 '돈오'가 어느 날 동물병원에서 예방주사를 맞고 집에 왔는데 너무 아파하면서 걷지를 못했다. 나는 너무 당황했지만 에너지 전송을 배웠기 때문에 진정을 하고 배운 데로 따라해 보았다. 우리 '돈오'의 아픈 다리를 향해 두 손으로 에너지 전송 테크닉을 시도했다. 약 20여 분 정도 시간이 흘렀다. '돈오'를 사랑하는 마음 탓인지 20여 분의 시간이 결코 길지 않았다. 예상대로 반응이 직접 나타났다. 즉각적으로 호전되어서 언제 아팠냐는 듯 뛰어다녔다. 너무 신기한 느낌이었다.

　　나는 CST를 배운 것을 자랑스럽게 생각했다. 에너지 전송은 CST 여러 테크닉 가운데 하나이다. 내 자신이 말 못하는 동물의 고통을 줄여 줄 수 있다는 사실이 대견했으며, 에너지 전송 자체에 대해 감사하는 마음을 전하고 싶었다. 가정에서 정말 필요한 주치의는 단연 CST라고 생각한다. 에너지 전송은 그 중 가장 쉽게 따라해 볼 수 있는 테크닉이며, 효과는 놀랍다. 근본 원리를 알고나면 응용방법은 수없이 많이 있다. 주위에 아프신 분들이 나만 찾는다.

조계종 불자　김 민경

"태아가 전혀 안 내려 왔네요."

분만 예정일을 1주일이나 넘긴 날 오전, 주치의는 조심스럽게 말을 건넸다. 그리고 3시간 20분 후, 딸아이는 건강하게 태어났다. 흔한 분만촉진제 한 방울 쓰지 않고 ….

비결은 CST 였다. 김선애 소장의 손이 '마법'을 부린 것이다. 김 소장이 치료를 시작하자마자 진통이 시작했고, 이후는 일사천리였다. 32시간이나 진통했던 첫 아이 때와는 달라도 너무도 달랐다.

만성피로에 시달리던 내가 CST를 알게 된 건 정말 행운이었다. 나를 괴롭히던 원인을 알 수 없는 증상들은 내 몸의 '구조' 탓이란 걸 뒤늦게 알게 된 것이다. 내 몸의 두개골과 천골 그 외의 뼈들이 여러 가지 이유로 틀어져 있으면서 주변 근육이 굳고, 주변 신경망이 제대로 작동하지 않았다는 것이다. CST는 바로 이런 근육을 풀고 신경망을 되살리는 가장 효과적인 방법이다.

사실 인체의 구조와 기능의 관계에 대한 이런 접근법은 새삼스러운 것은 아니다. 많은 다른 대체의학의 방법들과 현대의학의 일부 분야도 이런 생각을 전제로 하고 있기는 하다. 그러나 아직도 많은 사람들이 의료기관에서 각종 증상들을 호소하면 '원인을 알수 없다.'는 답변만을 듣는 것이 현실이다.

그렇다면 왜 하필 CST인가 ….

우선 부작용이 전혀 없다. 직접적이고 급격한 힘을 가하지 않고 흐름만 유도해 줄 뿐이기 때문에 인체 스스로 '알아서' 되돌린다.

내 경험을 통해서 봐도 인체의 복원력은 우리가 상상하는 것 이상이다. 우리 몸의 뼈가 고무줄처럼 늘어나기도 한다는 것을 체험으로 안다는 것은 정말 대단한 일이다. 그래서 시간이 많이 걸린다. 진정한 변화는 번갯불에 콩 구어 먹듯 오지는 않는 것 같다.

무엇보다 가장 마음에 든 것은 이론적 체계가 확실하다는 점이다.

김선애 소장의 전작인 번역서 '뇌의 탄생'이나 '인체와의 대화', 저서 '두 개천골요법'을 읽어 보면 CST가 얼마나 인체에 관한 과학에 근거하고 있는가를 알 수 있다.

해부학이나 생리학 같은 과학적 지식의 기반 없이 단순한 임상사례나 감각에 의존한 치료법들은 그 한계나 부작용이 명백하다. 많은 다른 대체의학의 방법들이 수많은 임상효과에도 불구하고 제대로 '대접'을 받지 못하는 까닭이 여기에 있지 않나 싶다.

필자는 CST를 통해서 건강을 되찾았고, 예쁜 딸아이도 낳았다. 임신 기간 내내 CST를 받을 때마다 아이의 태동이 더 활발해지는 것을 느끼면서, 몸을 되살리는 데 CST가 정말 안전하면서도 효과적인 방법이라는 확신을 더 갖게 되었다. 이 글을 빌어 연구소 문까지 닫아가면서 분만을 도와준 김선애 소장에게 진심으로 감사하고, 다른 많은 사람들도 김선애 소장의 저서들을 읽고 CST를 알게 되는 '행운'을 얻기를 바란다.

남주리 (前 조선일보기자)

에너지 전송을 끝내면서

지금까지 나를 통해 간접적으로 놀라운 치유의 세계를 들여다보았다. 물질과 의식, 과학과 정신의 세계를 더듬으면서 에너지 전송의 존재가치를 높이고자 하였다. 나는 여러분들이 어느 편에 서 있든지 상관하지 않겠다. 우리가 영혼의 의자에 앉는 것은 자신의 자유의지로써 선택하는 것이다. 나는 다만 여러 분들의 삶에 작은 축복이 더해지기를 바랄 뿐이다. 앞의 기록들은 결코 허상의 메시지가 아니다. 허상의 메시지라면 처음부터 에너지 전송에 관한 얘기조차 꺼내지 않았을 것이다. 수많은 임상이 있음에도 불구하고 표현의 한계 때문에 미흡한 점이 많다. 그러나 나는 모든 노력과 최선을 다했음을 말하고자 한다.

'이 세상에서 가장 우수한 건강관리의 으리으리한 정문을 통과해 왔음에도 불구하고 여전히 고통 받고 있다. 왜인가? 그것은 정통의학이 아직 두개천골계통과 이것의 병리생리학의 중요성을 아직 깨닫지 못했기 때문이다. 제발 믿어라! 믿어라! 믿어라! 간곡히 설득한다. 다만 손으로 하기 때문에 이와 유사한 기술은 앞으로 10년 동안 연구과제로 탐구되고 금세기 전환점까지는 대부분 병원과 의과대학에서 사용될 것이다. 우리의 손에서 받아들여지지 않기 전에 시도해 보아야 한다.'

전 미시간 주립대 존 업레져 교수는 에너지 전송의 놀라운 효과에 대하여서는 과학적으로 설명할 수 없는 일이라고 했다. 하지만 믿기 어려운 치유적 임상에 대해서는 반드시 믿어야 한다며 그의 저서 'Beyond the Dura '를 통해 위와 같이 강조한 바 있다.

그 당시(1960년대)에는 양자물리학의 이론들이 폭넓게 정립되지 못한 시기였으므로, 그렇게만 설명한 것이다. 필자는 이렇듯 자연이 우리에게 준 '황금열쇠' V-spread 에너지 전송의 효과에 대해 호기심을 갖고 연구해 오던 중 존 업레져 교수의 말과는 달리 과학적 이론들과 연관되어 있음을 발견했다. 그것이 바로 이 책에 제시한 과학적 이론들이다. 따라서 에너지 전송의 놀라운 치유 효과는 과학적 근거가 분명히 존재하고 있다는 사실이다. 양·한방으로 해결이 어려웠던 병 아닌 병들도 치유 효과를 기대할 수 있다.

우리는 불확실한 시대에 살고 있다. 그리고 당장 내일의 순간을 기약할 수가 없다. 순간순간 맞닥뜨리게 되는 위험과 사고를 어떻게 대처할 것인가? 에너지 전송은 바로 이러한 순간에 그 능력을 발휘할 것이다. 에너지 전송의 힘을 이렇게 전하는 것은 여러분에 대한 나의 관심과 사랑이다.

그저 병명도 모른 채로 병원만 찾아다닐 수는 없다. 병명은 몰라도 병은 고칠 수 있다. 할 일도 많고, 해보고 싶은 일도 많은 세상에서 무엇보다 건강이 최고의 재산이 아니겠는가?

에너지 전송은 일체유심조(一切唯心造)이고 정신일도 하사불성(精神一倒 何事不成)이다. 국내에서 CST 발전에 도움을 주시고, 전력을 다해주신 여러분들에게 진심으로 감사를 드린다.

다짐하고 다짐한다. 기원하고 또 기원한다.
V-spread의 축복이 모든 독자들에게 유성처럼 뿌려지기를…….
오늘도 나는 행복한 꿈을 꾼다.

2010. 6. 26.
저자 김선애

www.CSTKOREA.com

교육문의 : 02)565-1246